Claudia Ritter

ulmer

INGWERÖL

Vielseitige Pflanzenkraft für Körper und Seele

Inhalt

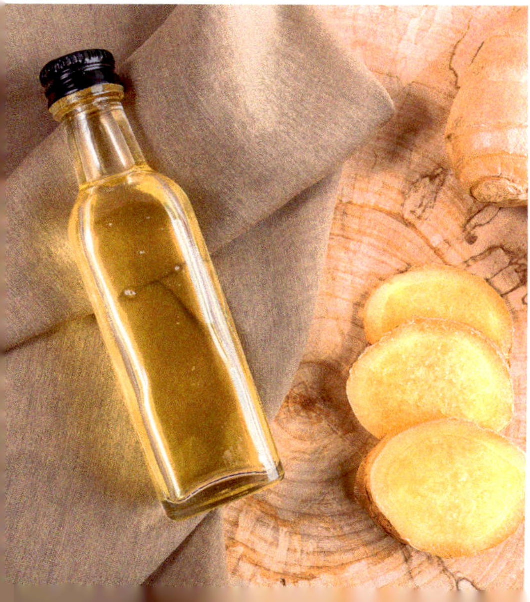

Immer eine Nasenlänge voraus

Liebe Leserin, lieber Leser,

sicher wissen Sie bereits, dass Ingwer eine wahre Wunderknolle ist, die Speisen die nötige Schärfe und Würze verleiht. Sie ist auch seit etwa 5000 Jahren eine Säule der asiatischen Kochkunst wie auch der traditionellen asiatischen Medizin und hat unzählige Heileigenschaften. Wenn es darum geht, das Immunsystem zu stärken, gegen Bakterien und Viren vorzugehen oder die Kälte aus dem Körper zu vertreiben, dann ist Ingwer genau die richtige Zutat.

Aber noch eher unbekannt ist das Öl aus dem Ingwer, das sich jetzt zum wahren Trend entwickelt. Ingweröl ist ein Konzentrat aus der Ingwerknolle und ein äußerst wertvoller Helfer aus der Natur. Wenngleich es schon in alten Büchern Hinweise auf seine heilenden und lindernden Kräfte gibt, wird erst seit einigen Jahren an seiner Tauglichkeit als Heilpflanze geforscht.

Ingweröl entfaltet im menschlichen Organismus vielfältige Wirkungen und kann sowohl bei körperlichen als auch bei seelischen Beschwerden hilfreich sein. Es ist kostengünstig und ein probates Heilmittel sowohl für äußere als auch innere Anwendungen. Bereits wenige Tropfen reichen aus, um eine positive Wirkung bei zahlreichen Beschwerden zu erzielen. Welche das sind und wie Sie das wirkungsvolle Konzentrat richtig anwenden, erfahren Sie in diesem Buch.

Ich wünsche Ihnen viel Freude und Erfolg beim Erproben der Rezepte.

Claudia Ritter

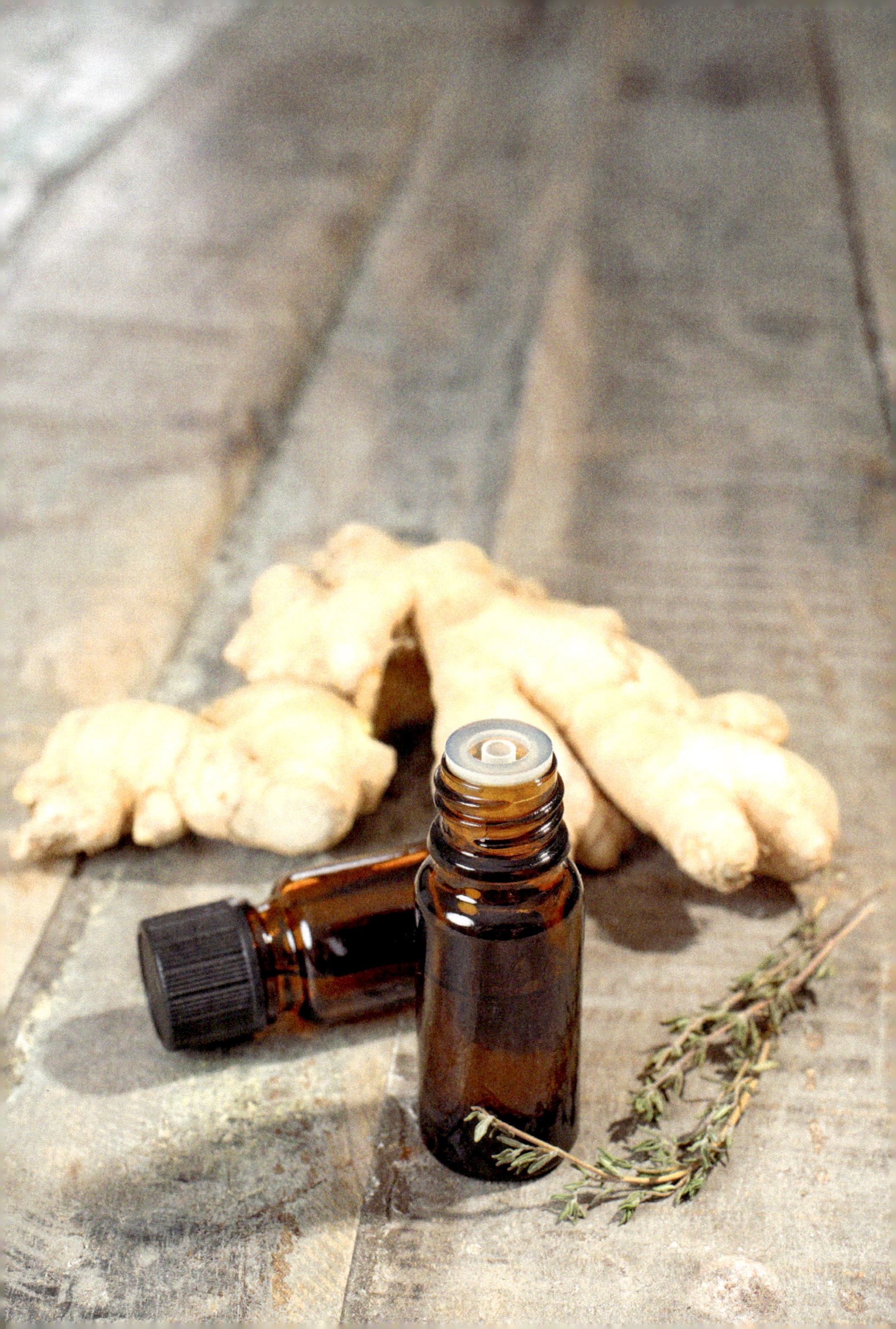

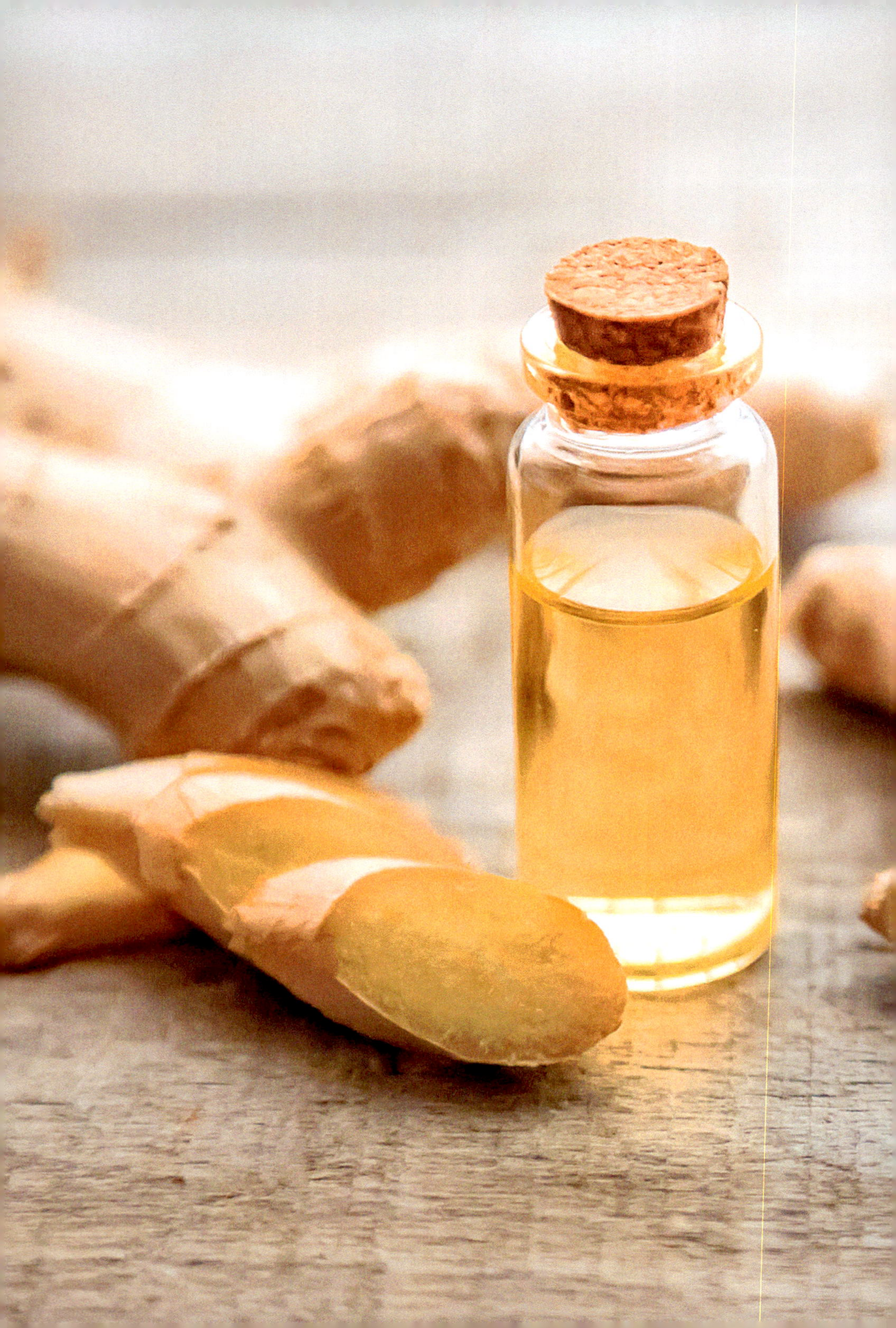

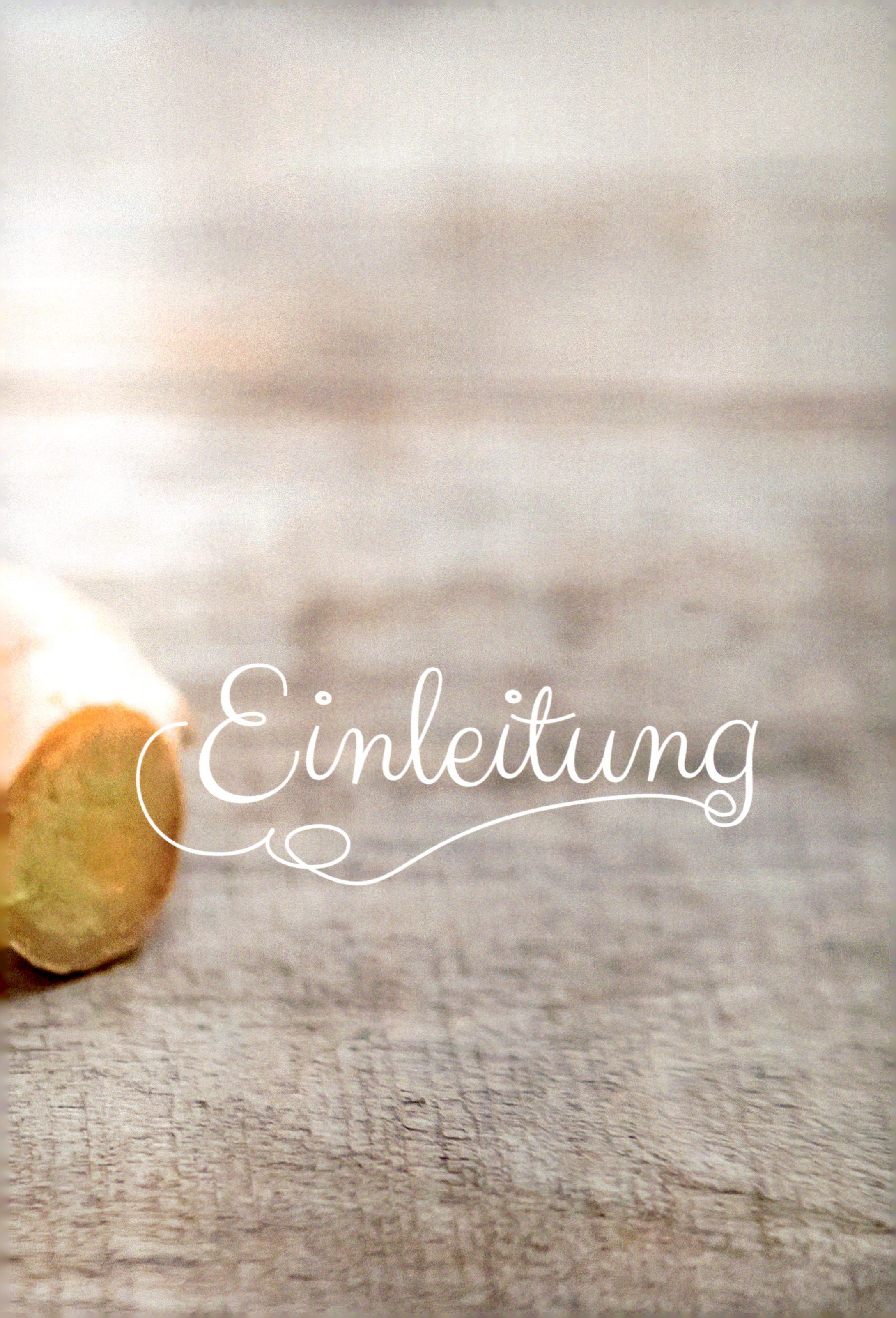

Einleitung

Warum Ingweröl?

Die Vorteile und Gründe für die Verwendung von Ingweröl sind vielfältig: Es gilt als Heilmittel bei Erkrankungen, kann als Aromatherapie oder Kosmetikprodukt angewendet werden und aktiviert die verschiedensten körperlichen Prozesse.

- Ingwer und seine Zubereitungen gehören in der Traditionellen Chinesischen Medizin (TCM) zu den meistverwendeten Heilmitteln bei Erkrankungen, die durch Feuchtigkeit und Kälte entstanden sind.
- Durch die Verwendung von Ingweröl in der Aromatherapie lassen sich unangenehme Gefühle wie Stress, Trauer, Angst, Lethargie oder Müdigkeit mildern.
- Bei äußerer Anwendung lindert Ingweröl Schmerzen, hemmt das Bakterienwachstum und regt die Durchblutung an, so dass es die innere Kälte vertreiben kann.
- Als Kosmetikprodukt verwendet verleiht Ingweröl einem blassen Teint wieder Farbe und Ausstrahlung und fördert das Haarwachstum.
- Bei innerer Einnahme moduliert Ingweröl das Immunsystem, es aktiviert die Verdauung, lindert Reizdarmsymptome, hemmt Entzündungsprozesse und reinigt die Atemwege.

Verschiedene Zubereitungen aus dem Ingwer sind seit Jahrhunderten Heilmittel der Traditionellen Chinesischen Medizin.

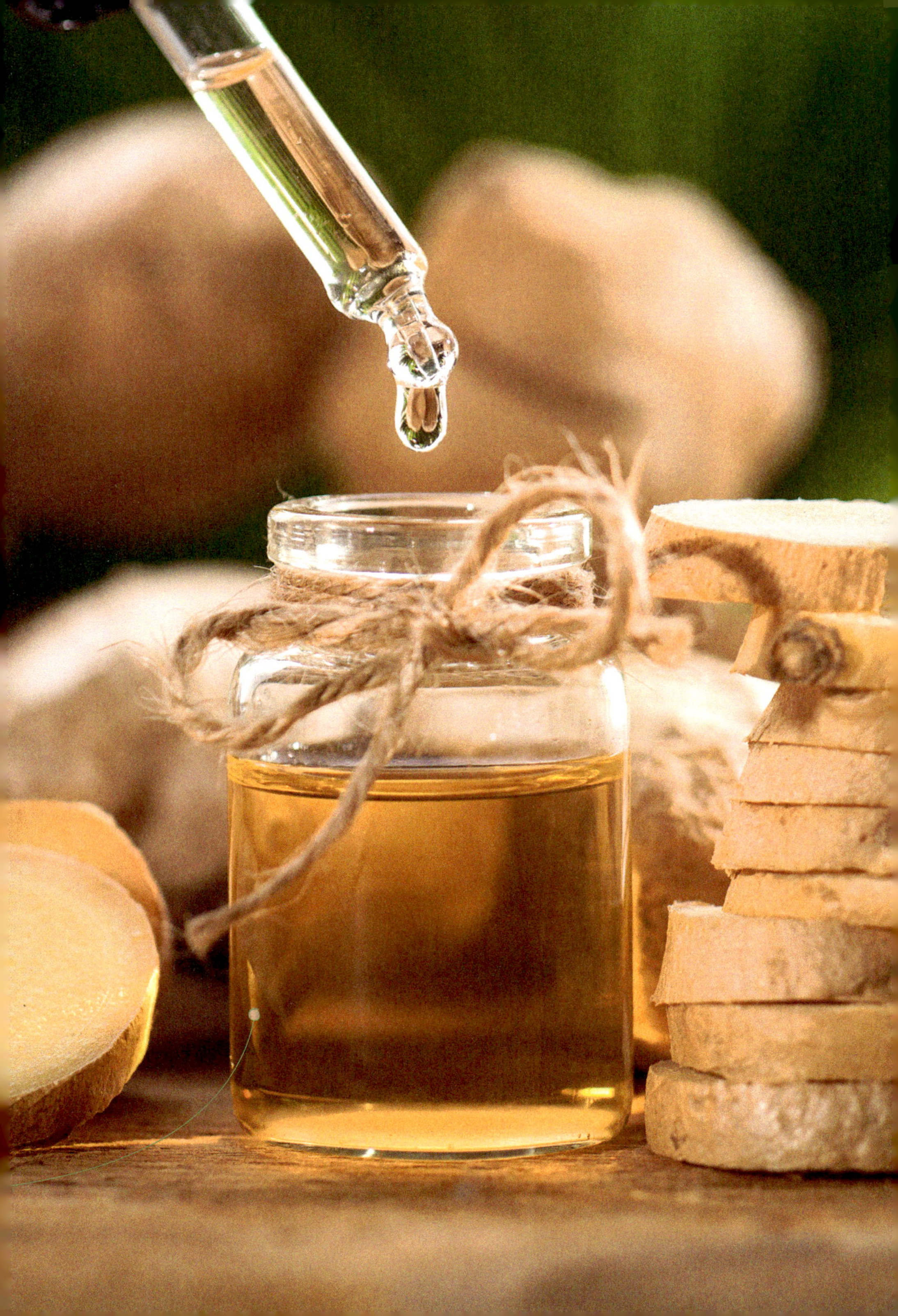

Die Ingwerpflanze

Die Ingwerpflanze gehört – wie auch Kurkuma, Galgant und Kardamom – zur Familie der Ingwergewächse (*Zingiberaceae*) und wurde schon vor mehr als 5000 Jahren in Asien als Heil- oder Würzpflanze verwendet. Das Öl ist ein konzentriertes Pflanzenextrakt, das aus dem Rhizom gewonnen wird.

Die Ingwerpflanze wird bis zu 150 cm hoch.

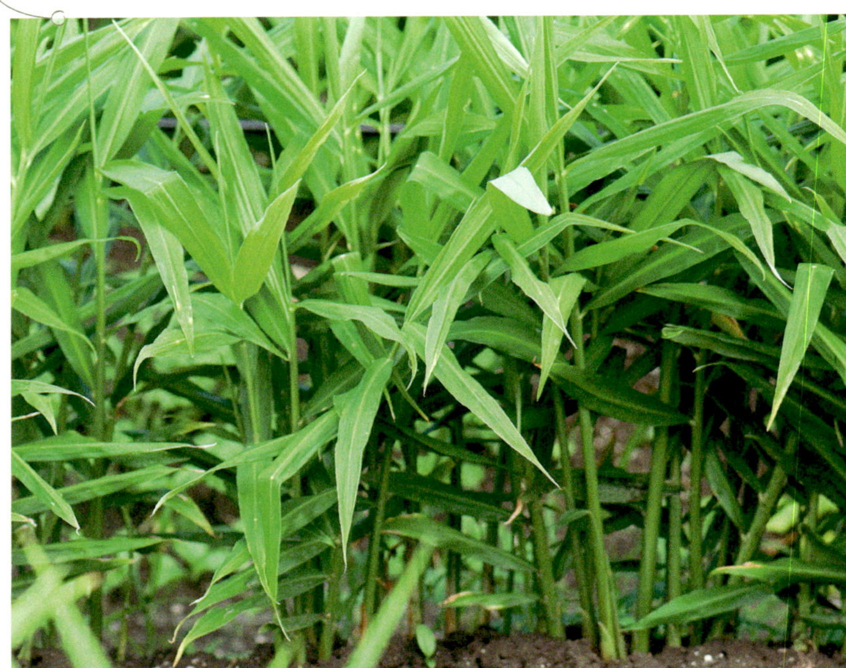

Zur Familie der Ingwergewächse (*Zingiberaceae*) gehören mehrere Hunderte Arten, die vorwiegend in Asien, Mittel- und Südamerika sowie in Afrika angebaut werden. Wenngleich sich die verschiedenen Arten in ihrer Form ähneln, unterscheiden sie sich jedoch in den pharmakologischen und therapeutischen Eigenschaften. Bekannt sind vor allem die als Gewürz und Naturmedizin genutzten Arten Ingwer, Kurkuma, Galgant und Kardamom. Das beliebteste Gewürz aus dieser Familie – der Ingwer – stammt aus dem unterirdischen Spross oder Rhizom der Pflanze *Zingiber officinale 'Roscoe'*. Der Gattungsname *Zingiber* geht auf das Sanskritwort „sringavera" = „mit Geweihsprossen versehen" zurück, womit das verzweigte Rhizom schon ganz gut beschrieben wird. Der Artname *officinalis* lässt darauf schließen, dass es sich um eine alte Arzneipflanze handelt, die im „Offizin", also im Verkaufsraum in den Apotheken, gehandelt wurde.

Ingwer ist eine tropische und subtropische, krautige, mehrjährige Pflanze, die aus Südostasien, vermutlich von den pazifischen Inseln, stammt. Heute wird Ingwer vor allem in Indien, Indonesien, Thailand und auf den Philippinen angebaut. Schade, dass man von der Wildform wenig weiß, denn alle Ingwerbestände sind Kulturpflanzen und von Menschenhand gezogen worden.

Je nach Lage und Klima wird Ingwer bis zu 150 cm hoch. Er hat hellgrüne, linealisch-lanzettliche Blätter und bildet eine kurze Blütenähre, die aus mehreren gelben, von Deckblättern umgebenen Einzelblüten besteht. Blütezeit ist im Juli und August. Von besonderer Bedeutung ist das reich verzweigte, knollige, zumeist waagerecht liegende und bis zu 50 cm lange Rhizom (im Sprachgebrauch oft Knolle oder Wurzel genannt). Dieser verdickte Spross dient der Pflanze als Speicherorgan, zur Vermehrung und zur Überwinterung.

Bis der Wurzelstock genug Verzweigungen gebildet hat und damit erntereif ist, vergehen rund 210–240 Tage nach dem Pflanzen. Oftmals beginnt die Ernte jedoch schon nach 180 Tagen. Die verschiedenen Handelssorten unterscheiden sich durch den Gehalt an ätherischem Öl und Scharfstoffen, wobei die Sorte *'Roscoe'* eine gute Qualität für die Gewinnung von ätherischem Ingweröl liefert. Dieses Ingweröl wird zumeist aus dem frisch gemahlenen, ungeschälten Ingwer-Rhizom mittels Wasserdampfdestillation gewonnen.

Aus alten Kräuterbüchern

Ingwer wird in Asien schon seit mehr als 5000 Jahren von Menschen als Heil- oder Würzpflanze verwendet. Nach Europa gelangte Ingwer vermutlich durch Alexander den Großen (356–323 v. Chr.), der die Knolle von seinen Feldzügen mit nach Griechenland brachte. Von dort kam sie nach Rom und Legionäre oder der venezianische Händler Marco Polo (1254–1324) brachten schließlich die Ingwerknolle über die Alpen in unsere Gegend. Jedenfalls war Ingwer wie viele andere exotische Gewürze auch im Mittelalter bei uns sehr begehrt. Die Preise für die Spezereien waren gigantisch hoch. Ingwer fehlte bei keinem Festgelage, da er Linderung nach Völlerei und fettem Essen verschaffte und zudem den Reichtum des Gastgebers unterstrich.

In den alten Kräuterbüchern findet man die Ingwerknolle mit unzähligen Heilanzeigen bis hin zur Behandlung der Pest. In den frühen Schriften wurde der Ingwer auch mal als Inber, Imber, Immerwurzel oder Ingerwurz bezeichnet. Als schmerzlinderndes und blähungstreibendes Mittel, zur Leber- und Magenstärkung, zum Ausleiten von Schleim oder der „schwarzen Galle" wurde Ingwer verwendet. Letzterer Begriff stammt aus den Zeiten und der medizinischen Theorie der Viersäftelehre der Hippokratiker, die vom 4. Jahrhundert v. Chr. bis ins 19. Jahrhundert hinein allgemein gültig war. So ganz grob sind damit Toxine gemeint, die vorwiegend von Melancholikern gebildet werden.

Selbst die Verwendung des Ingweröls war den Alten bekannt. Aus den Überlieferungen einiger traditioneller Medizinsysteme wissen wir, dass ätherische Öle schon seit alten Zeiten für medizinische Zwecke, als Schönheitselixier, zur Reinigung negativer Energien, bei rituellen Handlungen oder zur Mumifizierung und als Grabbeigabe gebraucht wurden. Denn die Öle haben eine stärkere Wirkung als die wässrigen Auszüge von Pflanzenteilen. Bis heute gehören verschiedene Zubereitungen aus dem Ingwer-Rhizom zu den wichtigsten Heilmitteln in der Traditionellen Chinesischen Medizin (TCM) und der asiatischen Fünf-Elemente-Küche.

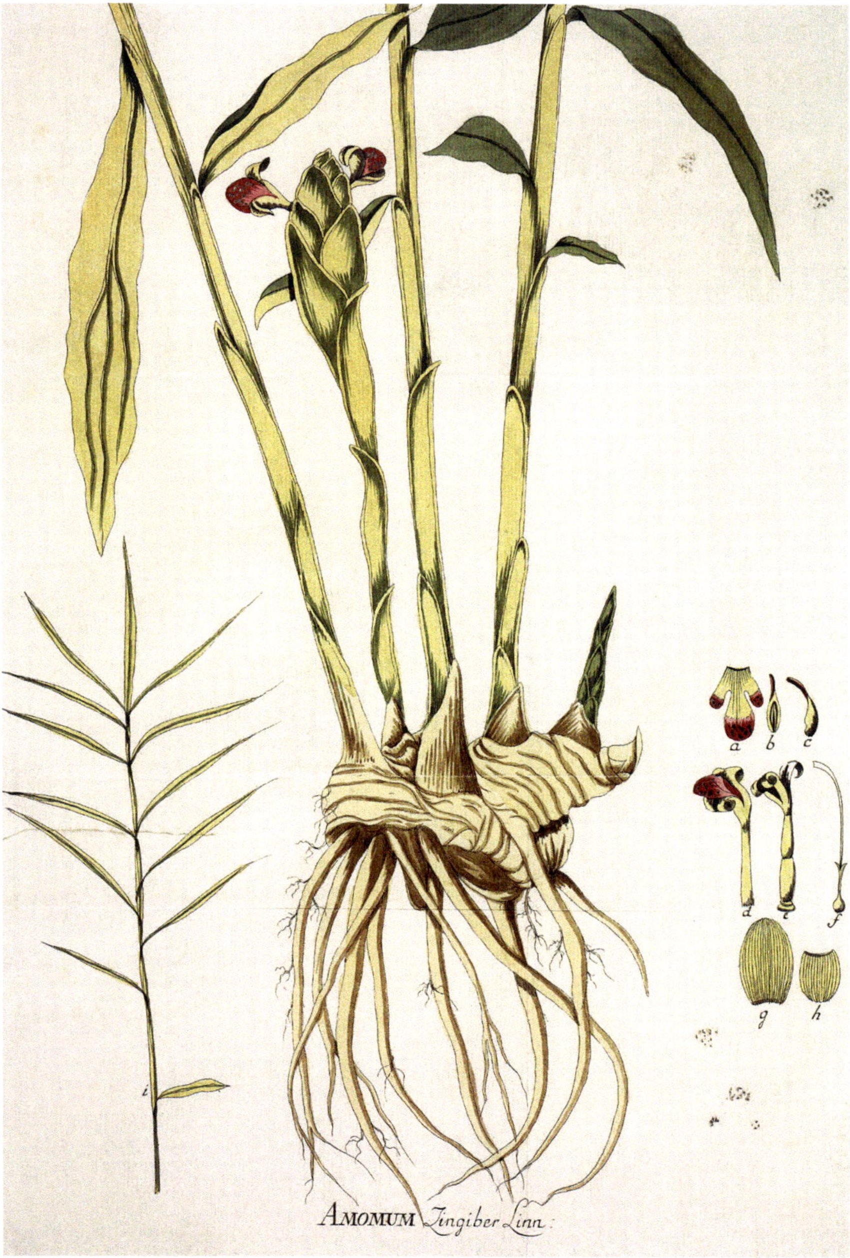
AMOMUM Zingiber Linn:
a
b
c
d
e
f
g
h
i

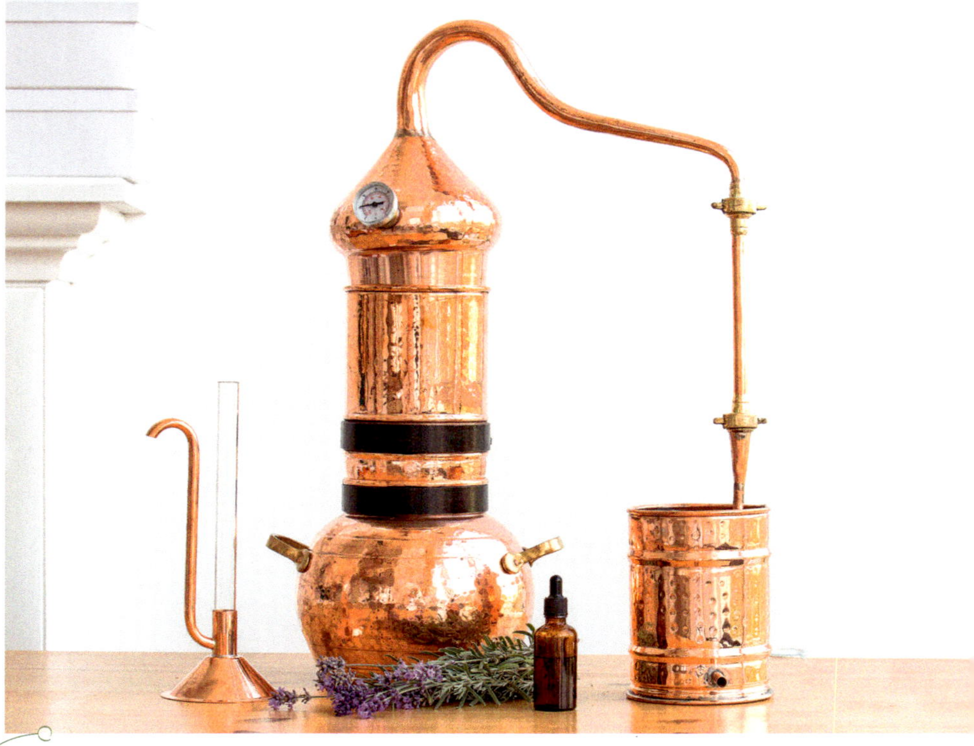

Ingweröl wird meistens aus der frisch gemahlenen, ungeschälten Ingwerknolle mittels Wasserdampfdestillation gewonnen.

Wie wird das Öl gewonnen?

Ätherische Öle werden manchmal auch als die Seele der Pflanzen bezeichnet. Es sind konzentrierte Pflanzenextrakte, die den natürlichen Geruch und Geschmack oder die „Essenz" ihrer Quelle bewahren. Pflanzen lagern die Öle in verschiedene Pflanzenteile ein. Sie werden in den Öldrüsen gebildet und können aus Blüten, Blättern, Rinden, Harzen, Wurzeln, Rhizomen, Samen oder Fruchtschalen gewonnen werden. Das ätherische Öl hat für die Pflanze gleich mehrerlei Nutzen. Zum einen schützt es sie vor einem Befall durch Mikroorganismen – Bakterien, Viren und Pilze haben somit kaum eine Chance, sich auszubreiten. Diese Eigenschaft können wir uns bei der therapeutischen Anwendung des Ingweröls zunutze machen. Zum anderen schützen ätherische Öle allgemein Pflanzen vor Tierfraß, Insektenbefall oder UV-Strahlung. Der Duft lockt oft bestimmte Insekten zur Bestäubung an, hemmt jedoch gleichzeitig andere Pflanzen am Wachstum, so dass Konkurrenten auf Distanz gehalten werden.

Reines Ingweröl ist ein ätherisches Öl, das in keiner Sammlung ätherischer Öle fehlen sollte. Es wird aus dem Rhizom per Wasserdampfdestillation gewonnen. Diese Art der Gewinnung von Ölen ist vermutlich schon seit rund 5000 Jahren bekannt, denn es gibt Erwähnungen in indischen Sanskritmanuskripten oder auch auf Papyrusrollen aus dem Alten Ägypten. Bei diesem Trennverfahren werden Öle oder Aromaten von leichter flüchtigen Anteilen getrennt. Wichtig für diese Methode ist, dass die zu isolierenden Stoffe kaum oder nicht löslich in Wasser sind. Dies ist bei ätherischen Ölen gegeben. Noch heute funktioniert die Methode wie seinerzeit. In einem Kessel wird Wasser und Pflanzenmaterial erhitzt, der dabei entstehende Wasserdampf trägt das ätherische Öl mit sich. In einem weiteren Modul wird das Gemisch abgekühlt und im dritten Modul das Destillat aufgefangen. Da ätherisches Öl eine geringere Dichte als Wasser hat, kann es mit einem Scheidetrichter abgetrennt werden. Generell ist die Ausbeute bei Pflanzenmaterial sehr gering; oft benötigt man mehrere Kilogramm, um wenige Milliliter reines ätherisches Öl zu gewinnen. Die Extraktionsausbeute von Ingwer erreicht etwa 1,5–3 %.

Farbe, Duft und Geschmack

Das ätherische Öl aus dem Ingwer-Rhizom ist hellgelb bis hell bernsteinfarben, manchmal auch grüngelb. Die verschiedenen Farbnuancen lassen bereits vermuten, dass auch der Duft variieren kann. Je nach Herkunft und Qualität der Ernte kann dieser eher warm, würzig, erdig oder holzig sein und eine frische, fruchtige, balsamische, zitrusartige oder feurige, fast schon pfeffrige Note haben. Als Herkunftsländer kommen Madagaskar, Sri Lanka, die pazifischen Inseln und natürlich Indien in Frage. Sein Geschmack ist scharf und würzig, die Konsistenz eher dünnflüssig, das Öl wird jedoch mit der Zeit dickflüssiger.

Inhaltsstoffe des Ingweröls

Ingweröl besitzt mehr als 150 verschiedene Komponenten biologisch aktiver Inhaltsstoffe, die nur in ihrer Gesamtheit das ganze Potenzial entfalten. Einige dieser Inhaltsstoffe besitzen antibakterielle, antivirale, pilzfeindliche, entzündungshemmende, schmerzstillende, brechreizlindernde und auch antioxidative Eigenschaften.

Das von außen so unscheinbare Ingwer-Rhizom verbirgt in seinem Inneren eine breite Palette an medizinisch wirksamen Inhaltsstoffen. Das typische scharfe Aroma entsteht durch ein Gemisch verschiedener Harze und ätherischer Öle. Die flüchtigen ätherischen Öle sind im Rhizom mit einem Anteil zwischen 0,6 und 3 % vorhanden.

Der Vollständigkeit halber führe ich die wichtigsten biologisch aktiven Inhaltsstoffe des Ingweröls auf, das mehr als 150 Komponenten hat. Letztendlich ist die Analyse der einzelnen Substanzen nicht ganz so entscheidend, denn ein ätherisches Öl ist immer ein Vielstoffgemisch, das nur in seiner Ganzheit das volle Potenzial entfalten kann. Oder, um es einfacher auszudrücken: Es ist nicht nur jede einzelne Geige, sondern das ganze Orchester, das den Klang ausmacht.

Wichtige biologische Inhaltsstoffe sind:

- Monoterpene (Camphen, Phellandren, Limonen, Pinen, Cymen)
- Sesquiterpene (Zingiberen, Farasen, Curcumen, Bisabolen, Phellandren)
- Monoterpenole (Citronellol, Linalool, Borneol, Geraniol, Butanol)
- Sesquiterpenole (Nerolidol, Zingiberol, das maßgeblich für den Geruch verantwortlich ist)
- Aldehyde (Geranial, Neral, Citronellal)
- Aliphatische Aldehyde (Nonanal, Decanal, Butanal)
- Ketone (Aceton, Crypton)
- Aliphatische Ketone, Oxide (Cineol), Ester und weitere Bestandteile wie Undecan oder Hexadecan.

In wesentlich geringerer Menge als in der gesamten Pflanze sind im Ingweröl auch die Scharfstoffe Gingerol und Shogaol vorhanden. Für einige der zuvor genannten Stoffe haben die Wissenschaftler in den letzten Jahren antibakterielle, antivirale, pilzfeindliche, entzündungshemmende, schmerzstillende, brechreizlindernde und auch antioxidative Eigenschaften bestätigt.

Qualitätsanforderungen und Lagerung

Qualität ist wie immer das A und O. Bitte achten Sie beim Kauf von ätherischem Ingweröl darauf, dass keine synthetischen oder naturidentischen Stoffe oder Füllstoffe zugefügt wurden.

Hinweise wie „100 % natürlich“ oder „vegan“ sind ein Gütezeichen, aber nicht zwingend Kriterien für eine ausgezeichnete Qualität. Gute ätherische Öle werden beispielsweise niemals in Plastikfläschchen gefüllt, da die Öle den Kunststoff angreifen können. Kaufen Sie daher ätherische Öle immer in Glasflaschen.

Qualitativ hochwertiges Ingweröl ist ein naturreines Öl und damit frei von synthetischen Beimischungen oder ähnlich duftenden und billigeren Ölen. Es ist rückstandskontrolliert, stammt aus Wildsammlungen oder ist Bio-zertifiziert und birgt damit nicht die Gefahr der Kontamination mit Schadstoffen wie Herbiziden oder Pestiziden. Auf dem Etikett sollten folgende Angaben vermerkt sein: wissenschaftlicher Name der Pflanze (*Zingiber officinale*), Ursprungsland, verwendeter Pflanzenteil (Wurzel, Rhizom), Gewinnungsverfahren des Öls (Wasserdampfdestillation) und die Chargennummer. Das Mindesthaltbarkeitsdatum muss auf dem Fläschchen angegeben sein. Nach dem Öffnen ist das Ingweröl in der Regel 12 Monate haltbar.

Stellen Sie die Ölfläschchen nicht direkt ins volle Sonnenlicht und lagern Sie sie nicht in Räumen oder an Plätzen mit großer Hitze. Das kann die Zusammensetzung der Inhaltsstoffe verändern. Ein kühler Ort in einer dunklen Ecke ist also genau der richtige Platz.

Bitte bedenken Sie, dass die Viskosität des ätherischen Ingweröls bei Lagerung zunimmt, es also zäh- oder dickflüssiger wird.

Wie bei allen ätherischen Ölen gilt auch für das Ingweröl: Halten Sie es von den Schleimhäuten (Mund-, Nasen-, Vaginalschleimhaut) und den Augen sowie von offenen Wunden fern und bewahren Sie das Fläschchen außerhalb der Reichweite von kleinen Kindern auf.

Was es zu beachten gibt

Ingweröl ist ein Geschenk der Natur. Da es sich jedoch wie bei allen ätherischen Ölen um ein wirksames Konzentrat aus Pflanzen handelt, muss es mit Bedacht verwendet werden. Der vielfach verbreitete Glaube „was aus der Natur kommt, ist unschädlich" oder „viel hilft viel" kann hier gefährliche Folgen haben. Deshalb dürfen Sie die nachfolgenden Hinweise und Anwendungsbeschränkungen auf keinen Fall übergehen.

- Innerliche Anwendungen sind nicht für Schwangere, Stillende, Säuglinge und Kleinkinder geeignet.
- Äußere Anwendungen dürfen bei Säuglingen nicht und bei Kleinkindern ab dem 1. Lebensjahr nur in allerkleinsten Verdünnungen (maximal 0,5 %), jedoch nicht im Bereich des Gesichts erfolgen.
- Verwenden Sie Ingweröl vorsichtshalber nicht bei Epilepsie, einer Allergieneigung oder bei schweren Nieren- und Lebererkrankungen.
- Tragen Sie Ingweröl, wie andere ätherische Öle, weder verdünnt noch unverdünnt auf offene Wunden oder die Schleimhäute auf.
- Da Ingweröl vermutlich die Aktivität der Thrombozyten verlangsamt und somit blutverdünnend wirkt, dürfen Sie vor Operationen, bei Blutgerinnungsstörungen oder bei Einnahme von Heparin, Acetylsalicylsäure, Warfarin, Marcumar und anderen blutverdünnenden Medikamenten Ingweröl nicht verwenden.
- Ingweröl verbessert die Wirksamkeit von Antibiotika. Deren Wirksamkeit wird vor allem bei resistenten Mikroorganismen erhöht. Stimmen Sie deshalb bei einer Antibiotikatherapie die Dosierung mit Ihrem Arzt ab.

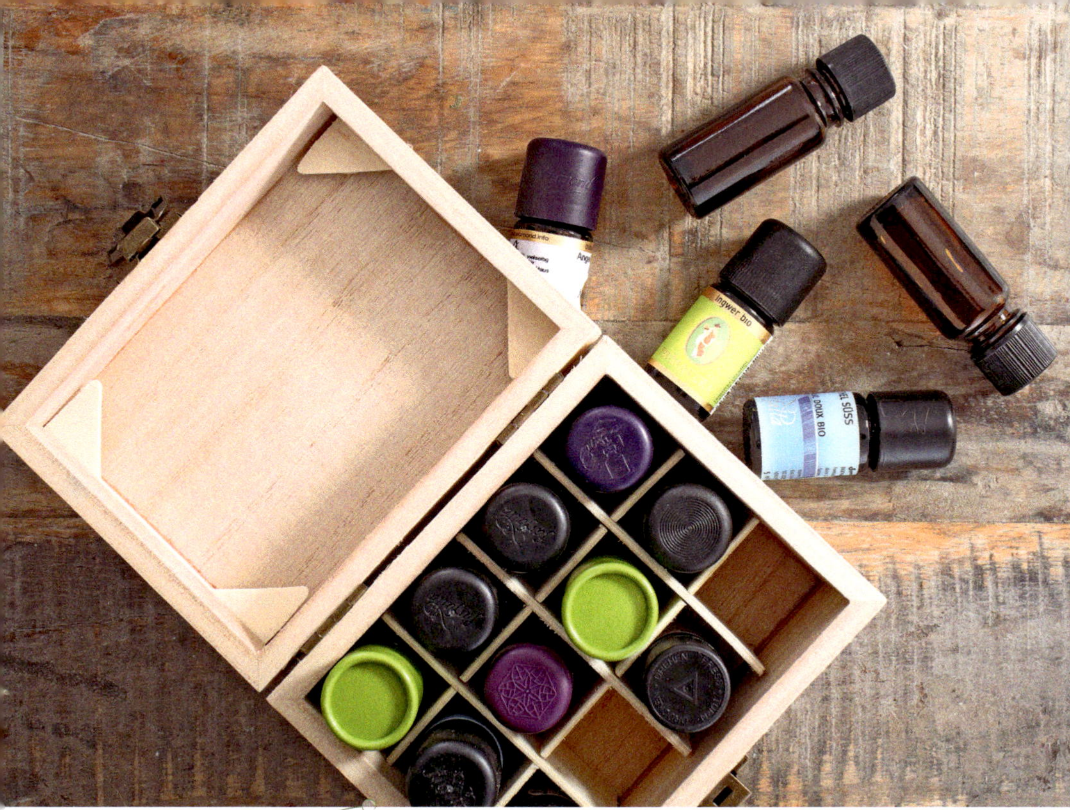

Die Ölfläschchen mit dem Ingweröl sollten an einem kühlen und dunklen Ort gelagert werden.

- Ingwer zählt in den asiatischen Heillehren zu den warmen bis heißen Gewürzen. Bei jeder Form von zu viel Hitze im Körper (Fieber, Bluthochdruck, starke Entzündungen im Verdauungstrakt wie Magengeschwüre oder chronisch entzündliche Darmerkrankungen) sind vor allem innere Anwendungen tabu. Kleinflächige äußere Anwendungen werden hingegen in diesen Fällen von zu viel Hitze in der Regel toleriert.
- Einige Quellen berichten von einer phototoxischen Wirkung von Ingweröl. Jedoch scheint diese so gering zu sein, dass sie als nicht signifikant angesehen werden darf.

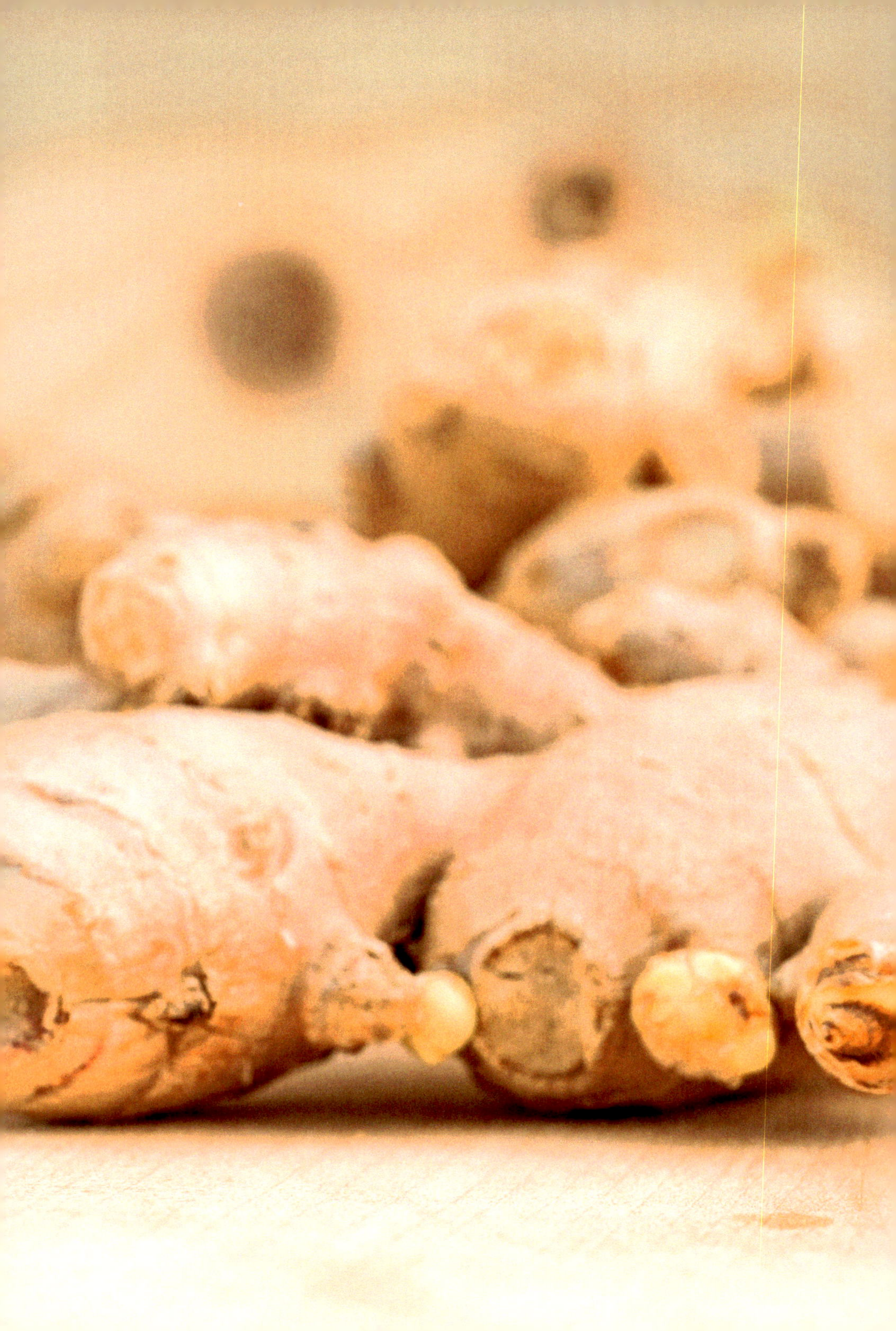

Anwendungen

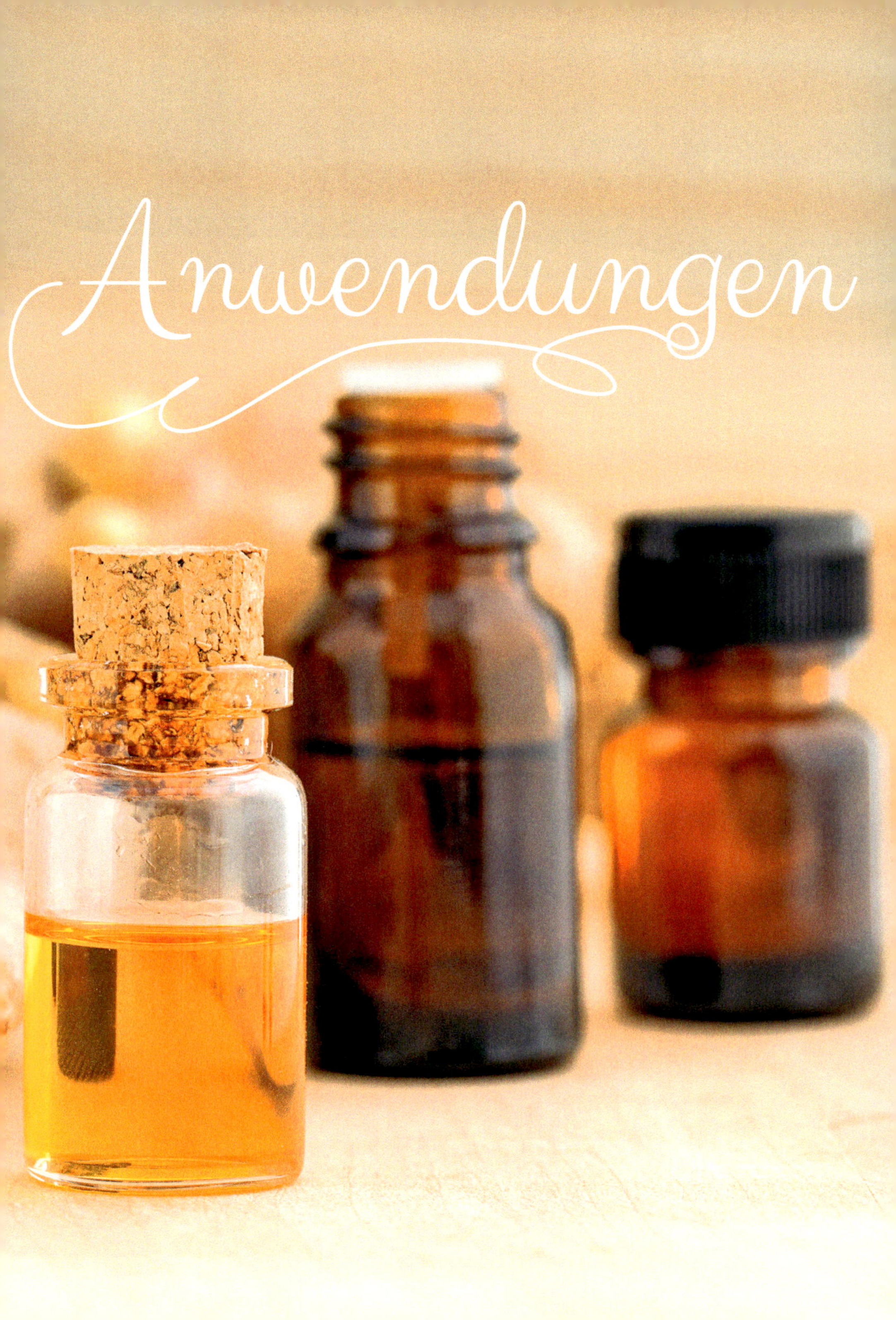

Äußere Anwendungen

Das heilsame Ingweröl ist ein wahres Allround-Talent. Besonders gut eignet es sich jedoch für äußere Anwendungen. Egal, ob Sie Schmerzen, Verspannungen oder Muskelkater behandeln, den Schleim lösen oder die Kälte aus dem Körper vertreiben möchten: Eine Ingweröl-Anwendung kann das richtige Heilmittel sein.

Verträglichkeit auf der Haut testen

Falls Sie zu den sensiblen Naturen gehören, können Sie vor einer Anwendung die Verträglichkeit des Ingweröls auf der Haut testen. Stellen Sie dafür eine Verdünnung mit einem Basisöl her, und zwar mit einer doppelt so hohen Konzentration an ätherischem Öl, wie Sie sie später verwenden möchten. Nehmen Sie allerdings maximal eine 5%ige Verdünnung (Herstellung von Verdünnungen siehe Seite 26).

Tränken Sie ein Wattestäbchen mit dem Gemisch und betupfen Sie damit die dünne Haut in der Ellenbeuge. Ich rate nicht dazu, die Stelle mit einem Pflaster abzukleben, da hier durchaus falsch-positive Ergebnisse vorkommen können, hervorgerufen durch den Kleber im Pflaster. Am besten die Hautstelle nicht mit Kleidung bedecken und 30 Minuten abwarten. Entstehen dann Rötung, Schwellung, Juckreiz oder gar Blasen, dürfen Sie das Ingweröl weder äußerlich noch innerlich anwenden. In seltenen Fällen

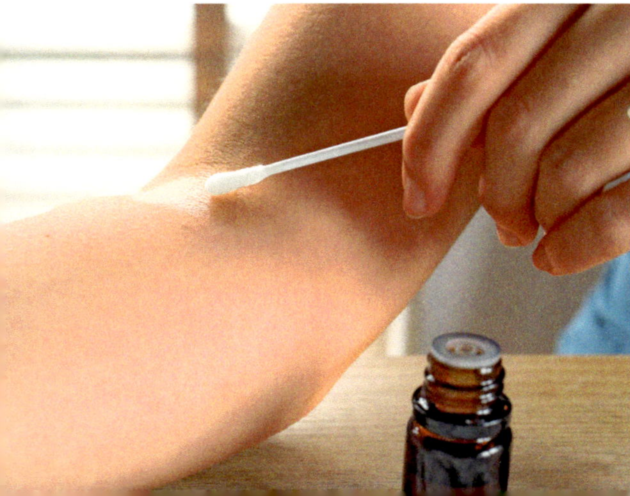

Testen Sie vor einer Anwendung die Verträglichkeit des Ingweröls, indem Sie ein mit verdünntem Ingweröl getränktes Wattestäbchen auf die dünne Haut in der Ellenbeuge tupfen.

entstehen die Hautreaktionen sogar erst bis zu 48 Stunden nach dem Auftragen.

Wenn Sie bei höheren Konzentrationen eine allergische Reaktion bemerken, ist es jedoch durchaus möglich, dass Sie stärker verdünnte Anwendungen tolerieren. Ein selbst hergestellter Ölauszug (siehe Seite 27) könnte hier die Lösung sein.

Anwendung von ätherischem Öl

Ätherisches Ingweröl darf nie pur auf die Haut aufgetragen werden. Vermengen Sie in einer kleinen Schale mit einer Gabel oder einem Holzstäbchen das Träger- oder Basisöl mit dem ätherischen Ingweröl. Welche Träger- oder Basisöle in Frage kommen, erfahren Sie weiter unten. Dieser Verdünnungsschritt ist besonders wichtig, damit sich das volle Potenzial entfalten kann. Bitte halten Sie sich unbedingt an die Mengenangaben. Mehr als 5 % sollte der Gehalt an ätherischem Öl nicht betragen. Das bedeutet, dass 95 Tropfen Trägeröl mit 5 Tropfen ätherischem Öl gemischt werden. Denn bei einer Überdosierung ätherischer Öle sind Reizungen oder allergische Reaktionen möglich.

Träger- oder Basisöle

Basisöle sind natürliche Pflanzenöle, die als Trägersubstanz für ätherische Öle verwendet werden. Sie haben in der Regel eine geringe therapeutische Wirkung, sind geruchsarm oder geruchsneutral und haben pflegende Eigenschaften. Aus diesen Pflanzenölen hergestellte Naturkosmetika enthalten im Gegensatz zu konventionellen Produkten keine vom Erdöl abdestillierten Mineralöle (Paraffine). Diese können zum einen die Haut „versiegeln" und zum anderen aromatische Kohlenwasserstoffe (MAOH) enthalten, die im Verdacht stehen, krebserregend zu sein. Bitte beachten Sie vor dem Einkauf, dass die meisten naturbelassenen fetten Öle nur begrenzt haltbar sind und Sie deshalb nur kleine Mengen einkaufen sollten. Eine Verdünnung des ätherischen Öls mit dem Basisöl minimiert zudem das Risiko von Hautreizungen.

Kaufen Sie alle Zutaten wenn möglich in Bio-Qualität, das tut dem Körper gut und der Umwelt.

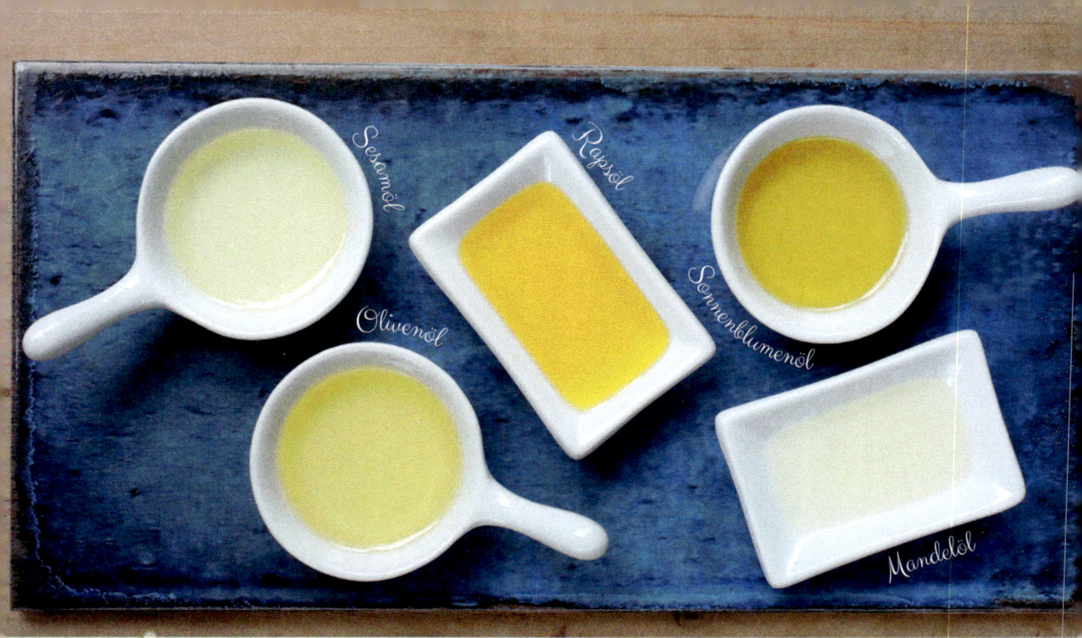

Mandel-, Oliven- oder Sonnenblumenöl gehören zu den häufig verwendeten Basisölen.

Häufig verwendete Basisöle für Aromamassagen oder Naturkosmetik

Mandelöl Es ist ein sehr mildes Öl, das für besonders empfindliche und für trockene Haut gut geeignet ist. Mandelöl wird selbst von Kleinkindern gut vertragen und auch Menschen mit Hautproblemen kommen mit dem Naturprodukt gut zurecht.

Olivenöl Seit Tausenden von Jahren wird Olivenöl für die Körperpflege verwendet. Warum Olivenöl? Zuerst einmal muss man wissen, dass Olivenöl von der Fettzusammensetzung her unserem Unterhautfettgewebe sehr ähnelt. Die Zellwände der Haut bestehen aus ungesättigten Fettsäuren, wie sie auch im Olivenöl vielfach enthalten sind. Zudem enthält Olivenöl die als Radikalfänger bekannten Polyphenole und große Mengen an Tocopherol, das auch unter der Bezeichnung Vitamin E bekannt ist.

Aprikosenkernöl Als Hautpflegemittel überzeugt das Aprikosenkernöl vor allem durch die enthaltene Linolsäure. Bei äußerlicher Anwendung wurde die heilende Wirkung von Linolsäure bei bereits geschädigter Haut nachgewiesen.

Sonnenblumenöl Für die Massage eignet sich Sonnenblumenöl als Basisöl für alle ätherischen Öle. Es zählt zu den neutralen Ölen und ist für alle Haut- und Konstitutionstypen geeignet. Nur kaltgepresstes Sonnenblumenöl enthält noch einen Großteil der wertvollen Inhaltsstoffe.

Jojobaöl Im Gegensatz zu den anderen Ölen wird Jojobaöl niemals ranzig, da es sich hierbei chemisch gesehen um ein Wachs handelt, das jedoch bei Raumtemperatur flüssig ist. Länger als 2 Jahre sollten Sie es trotzdem nicht lagern, da es dadurch chemische Veränderungen erfährt. In kalten Räumen kann es schon mal zähflüssig werden. Stellen Sie es dann kurz an die Heizung und das Problem ist gelöst.

Verdünnungen von ätherischem Ingweröl

Um Verdünnungen einfach zu berechnen, können Sie von folgenden Voraussetzungen ausgehen: 1 ml ätherisches Ingweröl entspricht etwa 20–25 Tropfen. Die Angabe ist deshalb so ungenau, weil zum einen die Tropfeinsätze nicht genormt sind und zudem die Tropfengröße variieren kann. Ähnliches gilt für das Basisöl.

Wenn Sie nur kleine Mengen für eine Anwendung benötigen, dann ist es am günstigsten, das Basisöl mittels einer Pipette abzuzählen und anschließend das ätherische Öl hineinzutropfen. Ein kleines Porzellanschälchen eignet sich hierfür gut. Die Ölmischung anschließend mit einem Holzstäbchen verrühren.

Benötigen Sie eine größere Menge einer Ölmischung, beispielsweise für eine Massage, oder möchten Sie sich etwas Vorrat anlegen, dann messen Sie 10 ml oder 100 ml Basisöl ab, füllen es mit Hilfe eines kleinen Trichters in ein Braunglasfläschchen und tropfen anschließend das ätherische Ingweröl hinzu. Damit sich die Komponenten verbinden, das verschlossene Fläschchen leicht schütteln.

Grundsätzlich gilt: Wenn Sie die Ölmischung nicht gleich verbrauchen, dann sollte diese in einem dunklen Fläschchen gut verschlossen aufbewahrt werden.

Wenn man pro ml ätherisches Ingweröl 20 Tropfen annimmt, ergeben sich nachfolgende Verdünnungen:

Verdünnung	Geeignet für	Herstellung
0,5%ige	Kinder nach dem 12. Lebensmonat, jedoch nicht im Bereich des Gesichts, Schwangere nach der 12. SSW, ältere Menschen	• 1 Tropfen Ingweröl in 199 Tropfen Basisöl gelöst oder • 10 Tropfen Ingweröl in 100 ml Basisöl oder auch • 1 Tropfen Ingweröl in 10 ml Basisöl gelöst
1%ige	chronische Erkrankungen, langfristige Anwendung bis zu 4 Wochen, Kinder ab dem 4. Lebensjahr, sensible Menschen	• 1 Tropfen Ingweröl in 99 Tropfen Basisöl gelöst oder • 20 Tropfen Ingweröl in 100 ml Basisöl oder auch • 2 Tropfen Ingweröl in 10 ml Basisöl gelöst
1–3%ige	akute Erkrankungen, kurzfristige oder kleinflächige Anwendungen	• 1–3 Tropfen Ingweröl in 97–99 Tropfen Basisöl gelöst oder • 20–60 Tropfen Ingweröl in 100 ml Basisöl oder auch • 2–6 Tropfen Ingweröl in Basisöl 10 ml gelöst
3–5%ige	punktuelle Anwendungen akute Erkrankungen und robuste Naturen bei kleinflächiger Anwendung	• 3–5 Tropfen Ingweröl in 95–97 Tropfen Basisöl gelöst oder • 60–100 Tropfen Ingweröl in 100 ml oder auch • 6–10 Tropfen Ingweröl in 10 ml gelöst

Einreiben und wohlfühlen

Ätherische Öle werden häufig auf die Haut aufgetragen (in verdünnter Form). Sie wirken dabei direkt über die Haut, werden aber gleichzeitig auch über die Atemwege aufgenommen, also inhaliert. Haut, Muskeln und das Bindegewebe profitieren von der wohltuenden und wärmenden Wirkung des Ingweröls, wenn Sie es an den entsprechenden Körperstellen auftragen und einmassieren oder einreiben, so dass die Durchblutung der Muskulatur und der lokale Stoffwechsel angeregt werden. Das hautfreundliche Öl kann anfeuernd wirken, obwohl es kaum noch Scharfstoffe enthält. Reflektorisch, also über die Nervenbahnen, können zudem auch innere Organe beeinflusst werden.

Bitte mischen Sie das Ingweröl erst unmittelbar vor der Anwendung mit dem fetten Massageöl, da das Ingweröl, wie jedes andere ätherische Öl auch, fast ausschließlich aus flüchtigen Substanzen besteht.

Alternative zum ätherischen Ingweröl

Im Vergleich zum ätherischen Ingweröl ist der Ingwer-Ölauszug weniger intensiv in der Wirkung, da er deutlich weniger ätherische Öle enthält. Dafür hat er aber einen höheren Gehalt an Scharfstoffen und Mineralien. Aus diesem Grund ist es auch hier wichtig, vor einer Anwendung die Verträglichkeit zu testen. Vor allem für Kompressen, Wickel und Auflagen ist der Ölauszug eine Alternative zum ätherischen Öl.

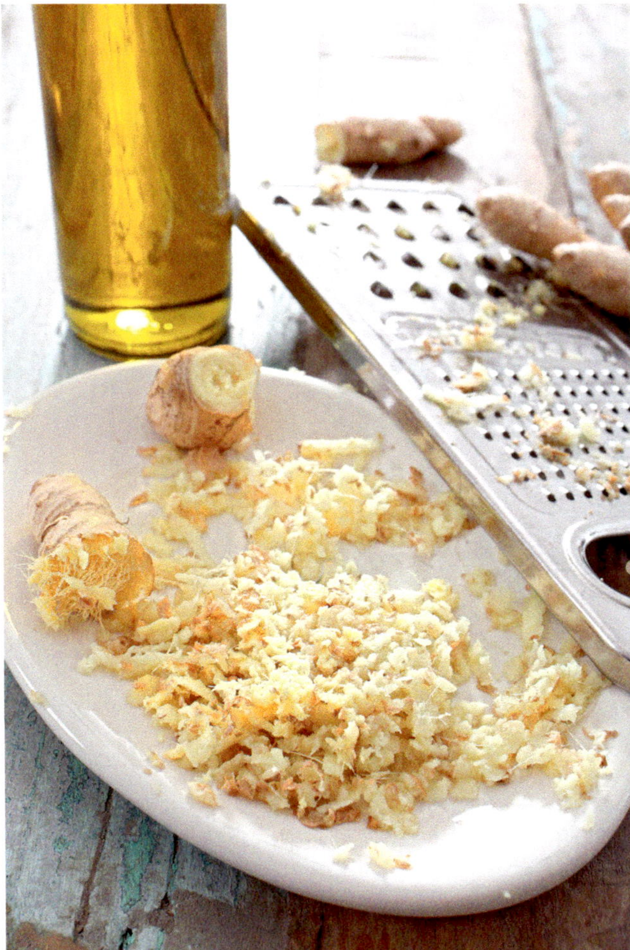

Für einen Ingwer-Ölauszug benötigen Sie fein geriebenen frischen Ingwer sowie Öl.

Selbst gemachter Ingwer-Ölauszug

Sicher kennen Sie Ölauszüge aus der Pflanzenheilkunde. Beispielsweise werden Blüten und Blätter des Johanniskrauts in kaltem Öl ausgezogen. Es dauert etwa 2 Wochen, bis sich die wertvollen Heilstoffe vollständig gelöst haben.

Eine weitere Methode, um einen Ölauszug herzustellen, ist die Heißmethode. Sie geht wesentlich schneller, allerdings können hitzeempfindliche Stoffe wie ätherische Öle darunter leiden. Einen Ingwer-Ölauszug können Sie leicht selbst machen – hier stelle ich Ihnen die Heißmethode vor.

100 g frischer Ingwer
250 ml Olivenöl oder Jojobaöl
Glasfläschchen mit 250 ml Volumen

- Unschöne oder holzige Stellen auf der hellbraunen Rinde des Ingwers mit einem scharfen Messer abschälen, den Rest der Rinde dranlassen. Dann die Ingwerwurzel auf einer Reibe fein raspeln.
- Das Oliven- oder Jojobaöl zusammen mit dem fein geraspelten Ingwer in ein kleines Töpfchen geben und die Mischung 2 Stunden im Backofen auf etwa 50 °C erhitzen.
- Das Ölgemisch durch ein Sieb laufen lassen, um die Ingwerstücke aus der Mischung zu entfernen.
- Den nun fertigen Ölauszug in ein Glasfläschchen füllen, mit Inhalt und Datum beschriften und einige Tage nachruhen lassen, ehe es verwendet wird.

HALTBARKEIT

Bei kühler Lagerung ist der Ölauszug etwa ein halbes Jahr haltbar.

Tipp

Im Gegensatz zum ätherischen Ingweröl können Sie den Ingwer-Ölauszug bei einer kleinflächigen Anwendung auch direkt unverdünnt auf die Haut auftragen.

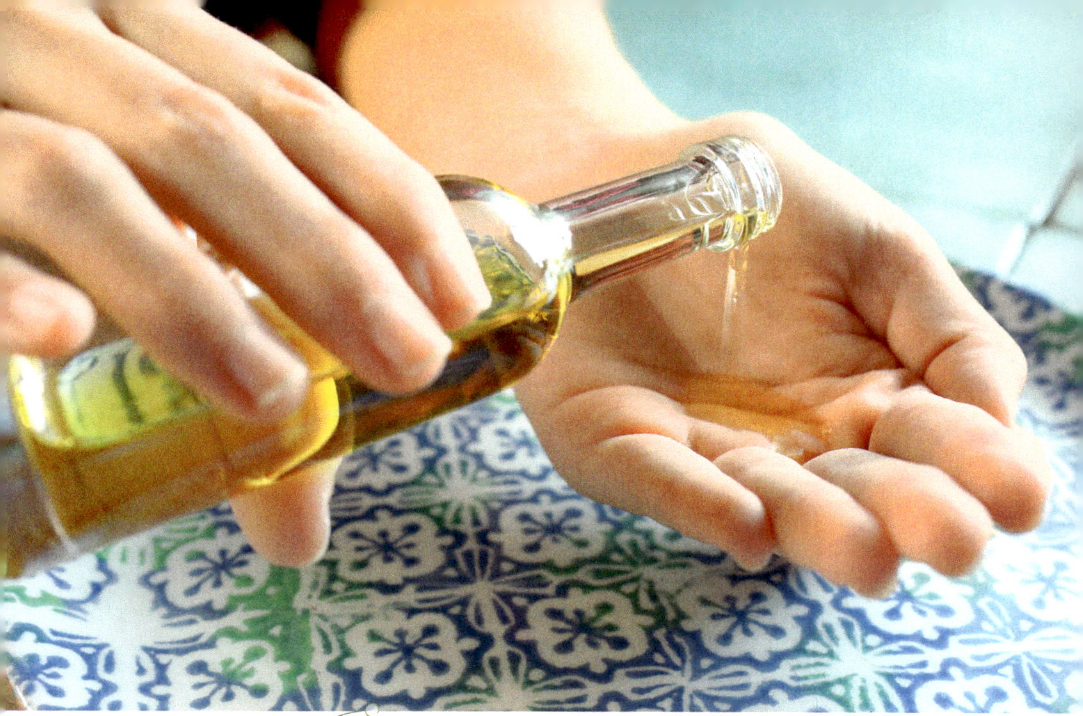

Für eine Massage mit Ingweröl die Ölmischung in den vorgewärmten Händen verteilen.

Massagen und Einreibungen

Die Haut ist unser größtes Sinnesorgan. Sie kann aber auch Stoffe sowohl abgeben als auch aufnehmen – und hier kommen die Massagen und Einreibungen ins Spiel. Ein natürliches Körper- und Massageöl mit einem Ingwerzusatz ist mit wenigen Zutaten schnell hergestellt und zudem frei von synthetischen Zusatzstoffen. Das fette Basisöl (siehe Seite 24/25) sollten Sie nach persönlichen Vorlieben und dem Hauttyp auswählen.

Es geht bei der Hautmassage nicht darum, das Öl mit viel Druck tief in die Muskulatur zu bekommen. Die wohltuenden Stoffe erreichen auch über eine sanftere Massage oder eine Einreibung so nach und nach die tieferen Schichten. Tragen Sie das Ölgemisch dort auf dem Körper auf, wo sich die Beschwerden zeigen, jedoch nicht auf die Schleimhäute oder auf offene Wunden.

Muskelkater ade!

Sicher kennen Sie Muskelkater nach einem zu intensiven Training. Was da genau im Muskel passiert, ist ein Phänomen, das Wissenschaftlern noch immer Rätsel aufgibt. Während einige an der Laktat-Theorie festhalten, also einer Übersäuerung bedingt durch Milchsäure, sprechen die neueren Studien eher für Mikrorisse in der Muskulatur. Diese entstehen vor allem durch Überlastung. Die nachfolgenden kleinen Entzündungen lassen den Muskel durch das Eindringen von Flüssigkeit etwas anschwellen.

Einig sind sich jedoch alle darin, dass die Muskeln etwas Zeit zur Regeneration brauchen und sanfte und wärmende Massagen für eine bessere Durchblutung des Muskels sorgen. So fließen Stoffwechselendprodukte schneller ab und die Regeneration nach dem Sport verkürzt sich. Ein Ingwerzusatz im Massageöl lindert zudem auch die dabei auftretenden Muskelschmerzen oder Muskelkrämpfe.

100 ml Jojobaöl
10 Tropfen ätherisches Ingweröl
Braunglasfläschchen mit 125 ml Volumen

- Jojobaöl und Ingweröl mischen und das Gemisch in das Braunglasfläschchen füllen.
- Für die Massage wenige Tropfen der Ölmischung in den vorgewärmten Händen verteilen. Mit leichtem Druck und kreisenden Bewegungen das Ölgemisch mehrmals täglich auf die schmerzenden Partien aufbringen.

Tipp

Alternativ können Sie für diese Anwendungen auch den Ingwer-Ölauszug (siehe Seite 27) verwenden. Bei robuster Konstitution tragen Sie diesen pur auf die schmerzenden Areale auf, falls Sie zu den sensibleren Naturen gehören, verdünnen Sie ihn 1 zu 1 mit einem Basisöl Ihrer Wahl.

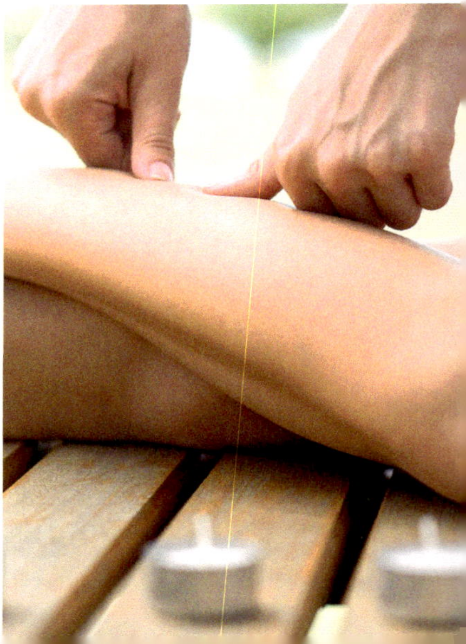

Die Durchblutung fördern

Über das Blut werden Nährstoffe und Sauerstoff zu allen Teilen des Körpers transportiert. Eine gute Durchblutung ist deshalb für eine gute Gesundheit essenziell. Bei Durchblutungsstörungen kann das Blut nicht mehr ungehindert durch die Gefäße fließen. Besonders oft betreffen Durchblutungsstörungen die Beine, die Füße, die Arme und die Hände. Typische Symptome sind blasse Haut an den jeweiligen Körperstellen, Kribbeln sowie Schmerzen bei Belastung.

6 Tropfen ätherisches Ingweröl
10 ml Basisöl (siehe Seite 24/25)

- Ingweröl mit Basisöl mischen (es ergibt sich eine 3%ige Verdünnung).
- Einige Tropfen des verdünnten Ingweröls mit angewärmten Händen in die schmerzenden Körperteile einmassieren, bis es völlig absorbiert ist. Vor allem bei gleichzeitigem Kältegefühl wird die Ölmischung die Symptome lindern.

Tipp

Robustere Naturen können einen Ingwer-Öl-auszug (siehe Seite 27) pur auf die Handflächen verteilen und mehrmals täglich Arme oder Beine damit massieren.

BITTE BEACHTEN Bei jungen Menschen ist Kälte der häufigste Grund für eine verminderte Durchblutung. Da aber generell Durchblutungsstörungen nicht nur bei Kälte, sondern auch bei verschiedenen Grunderkrankungen wie beispielsweise einer Arteriosklerose auftreten und auch zu gesundheitlichen Problemen führen können, sollten Sie diese bei wiederholtem Auftreten durch einen Mediziner abklären lassen.

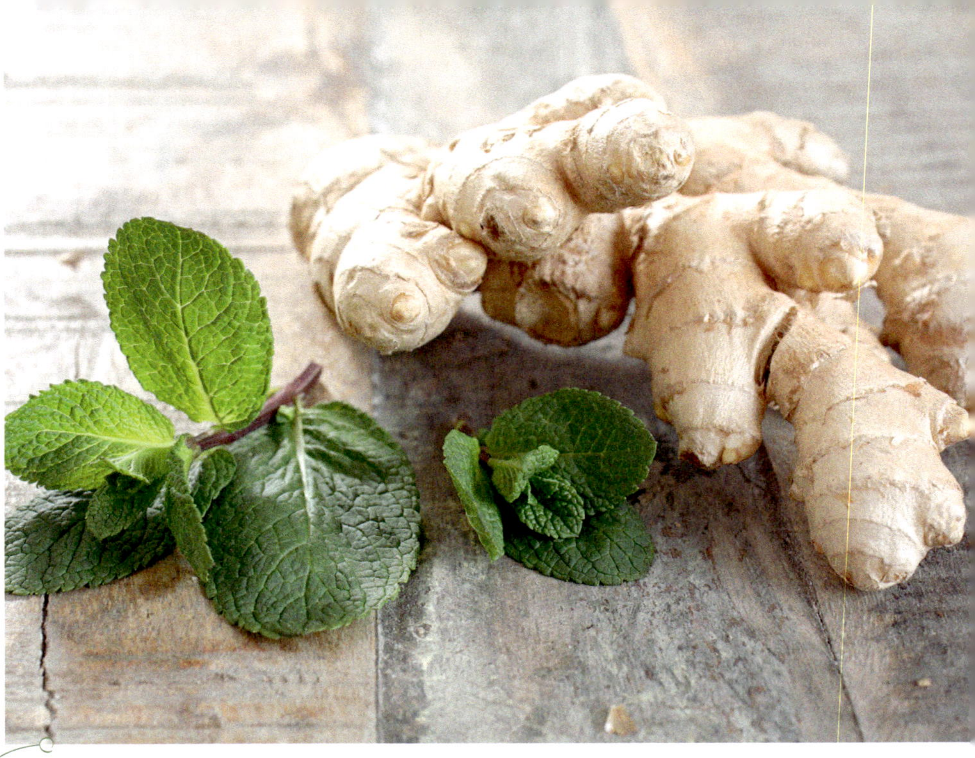

Bei einem Blauen Fleck wirkt Pfefferminze zuerst kühlend, während der Ingwer hinterher die Rückbildung von Blutergüssen beschleunigt.

Blaue Flecken behandeln

Verstauchungen oder Prellungen gehören zu den häufigsten Verletzungen beim Sport – ein Foul beim Handball oder Fußball reicht oft schon aus. Eine Prellung ist meist sehr schmerzhaft und wird durch einen Sturz oder Schlag verursacht. Bei einer Verstauchung wird ein Gelenk über den normalen Bewegungsumfang hinaus bewegt. Dadurch entstehen an den Bändern und den Gelenkkapseln Zerrungen und kleine Faserrisse. Beide Verletzungsformen können Schwellungen und Hämatombildung – auch bekannt als „Blauer Fleck" – verursachen.

Um Schwellungen und Blutergüsse so gering wie möglich zu halten, sollten Prellungen und Verstauchungen schnell behandelt werden. Ruhigstellen, Kühlen und ein Druckverband sind schon mal hilfreiche Erst-Hilfe-Maßnahmen. Eine kühlende Anwendungen kann man z. B. mit Pfefferminzöl vornehmen.

1–2 Tropfen ätherisches Pfefferminzöl
5 ml Basisöl (siehe Seite 24/25)
Waschhandschuh, Handtuch oder Geschirrtuch

- Das Pfefferminzöl mit dem Basisöl mischen.
- Einen Waschhandschuh oder ein geeignetes Tuch mit dem ätherischen Öl beträufeln und als Umschlag auf die betreffende Stelle legen.

Nach 1 bis 2 Tagen tritt dann in der Regel kein Blut mehr aus den Gefäßen in das Gewebe. Jetzt kann das Ingweröl das richtige Heilmittel sein, um Schmerzen und Schwellungen zum Abklingen zu bringen und die Rückbildung von Blutergüssen zu beschleunigen.

2–6 Tropfen ätherisches Ingweröl
10 ml Basisöl (siehe Seite 24/25)
Waschhandschuh oder Geschirrtuch

- Ingweröl und Basisöl mischen (es entsteht eine Verdünnung von 1–3 %).
- Einen Waschhandschuh oder ein gefaltetes Geschirrtuch damit beträufeln und 3-mal täglich die betroffene Stelle vorsichtig damit einreiben.
- Alternativ bei Verträglichkeit 1-mal täglich den Ingwer-Ölauszug (siehe Seite 27), verdünnt mit 2 Teilen Basisöl, auf die betroffene Stelle reiben.

BITTE BEACHTEN Die Blutgerinnung ist ein sehr ausgeklügeltes System des Körpers, das Wunden schnell verschließt. Sollte bei Ihnen eine Blutgerinnungsstörung diagnostiziert worden sein, sollten Sie diese Anwendung nicht durchführen.

WOHLTUEND FÜR DIE HAUT IM WINTER

Was gibt es im Winter Besseres als eine gute Massage, die den Körper erwärmt? Kräftige Berührungen regen die Durchblutung an und fördern das Kreislaufsystem. Zudem wird im Winter die Haut schnell spröde und rissig. Besonders in der kalten Jahreszeit ist Hautpflege deshalb ein besonders wichtiges Thema. Mit ätherischem Ingweröl können Sie ein Massage- und Hautpflegeöl für kalte Tage herstellen. Passend zur Jahreszeit hat es ein dezentes Ingweraroma. Die pflegenden Inhaltsstoffe des Mandelöls sowie das naturreine ätherische Ingweröl ziehen bei einer Massage in die Haut ein und pflegen diese. Risse und trockene Hautstellen werden mit Feuchtigkeit versorgt und gleichzeitig durchwärmt es angenehm.

2 Tropfen ätherisches Ingweröl
je 1 Tropfen ätherisches Zimt-, Nelken- und Orangenöl
10 ml Basisöl (siehe Seite 24/25)

- Die ätherischen Öle in einem Fläschchen mit dem Basisöl vermischen.
- Die Mischung auf den Körper auftragen oder einmassieren.
- Da hier größere Hautareale mit dem Öl gepflegt werden, ist die 1–3%ige Verdünnung gut geeignet.
- Alternativ bei Verträglichkeit den Ölauszug (siehe Seite 27) mit 2 Teilen Basisöl plus ätherische Öle verdünnen und auftragen.

Tipp

Massagen haben nicht nur durch das klassische Kneten einen Effekt auf die Muskeln, das Bindegewebe und die Sehnen. Eine wohltuende Wintermassage kann auch durch sanftere Berührungen die körpereigenen Selbstheilungskräfte aktivieren und dazu beitragen, gut durch die kalte und dunkle Jahreszeit zu kommen. Wichtig bei der Massage ist, dass die Kraft von den Armen her ausgeht und nicht von den Fingern.

RHEUMA, ARTHRITIS UND ARTHROSE

Sind bei Ihnen mehrere Gelenke geschwollen oder schmerzhaft? Dann können Ihre Gelenkbeschwerden auf eine Arthritis – also auf ein entzündliches Geschehen des rheumatischen Formenkreises – oder auf eine Arthrose hindeuten. All diese Erkrankungen werden unter anderem mit Schmerzmitteln behandelt. Die nichtsteroidalen Medikamente (ASS, Diclofenac) verursachen leider vor allem bei längerfristiger Einnahme Nebenwirkungen. Dazu zählen Verdauungsbeschwerden, Schäden an der Magenwand und zentralnervöse Störungen. Pflanzliche Heilmittel wie das Ingweröl können eine gute Alternative zu herkömmlichen Schmerzmitteln sein. Einige Studien zeigten, dass Ingweröl sowohl entzündungshemmende wie auch schmerzstillende Eigenschaften besitzt und ähnlich gute Wirkungen wie beispielsweise Aspirin erzielt. Hinzu kommen die durchblutungsfördernden Eigenschaften. Dadurch werden die entzündungsauslösenden Stoffe schneller aus den Gelenken abtransportiert.

2–6 Tropfen ätherisches Ingweröl
10 ml Basisöl (siehe Seite 24/25)

- Ätherisches Ingweröl mit dem Basisöl mischen.
- Das auf 1–3 % verdünnte Ingweröl auf die entsprechenden Hautpartien auftragen und einreiben.
- Alternativ bei Verträglichkeit 1- bis 3-mal täglich einige Tropfen des Ingwer-Ölauszugs (siehe Seite 27) auf die betroffenen Gelenke auftragen und einreiben.

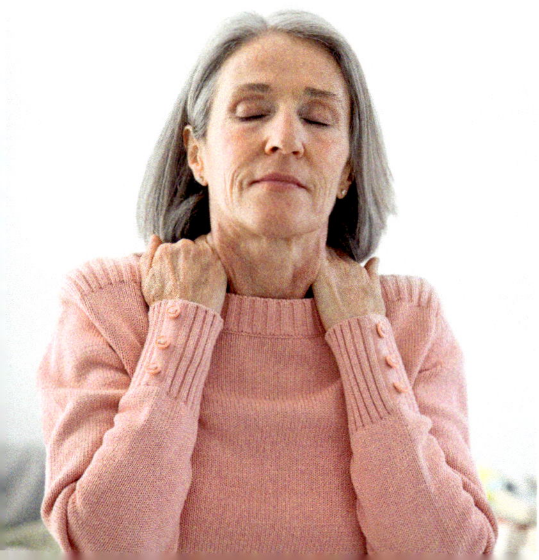

BITTE BEACHTEN Alle Erkrankungen des rheumatischen Formenkreises erfordern außer der Schmerzstillung noch weitere medizinische Maßnahmen. Informieren Sie sich bei einem Arzt oder Heilpraktiker über geeignete Ernährungsformen, Ausleitungstherapien oder eine Darmsanierung.

Kopfschmerzen lindern

Es gibt zahlreiche Arten von Kopfschmerzen und fast alle Menschen kennen wenigstens eine davon. Viele Kopfschmerzarten sind nur vorübergehend und Sie können sie selbst behandeln. In der Altersgruppe der jungen bis mittleren Erwachsenen sind Spannungskopfschmerzen und Migräne am häufigsten. Während Erstere eine dumpf-drückende Qualität haben und leicht bis mittelstark einzustufen sind, können Migräneanfälle starke quälende Schmerzen verursachen und den Betroffenen das Leben schwer machen.

Ein selbst gemachtes Roll-On ist sehr handlich und passt in jede Tasche. Als Erste-Hilfe-Maßnahme oder für zwischendurch können Sie es schnell auftragen und den Duft einatmen. Roll-On-Flaschen zum Selbstbefüllen gibt es mittlerweile in den Apotheken oder im Versandhandel. Sie bestehen aus drei Teilen, die einfach und schnell zusammengefügt werden können: einem Unterteil aus Braunglas in Apothekenqualität, einer fertig montierten Kugel mit Halterung und einem Verschluss mit eingearbeiteter Dichtung.

5 Tropfen ätherisches Ingweröl
10 ml Jojobaöl
ein 10 ml-Roll-On-Fläschchen

- Für die Herstellung eines selbst gemachten Kopfschmerz-Roll-Ons das ätherische Ingweröl in das Roll-On-Fläschchen füllen, dann mit Jojobaöl auffüllen, verschließen und das Fläschchen mit lockeren Handbewegungen schwenken, damit sich beide Substanzen verbinden.
- Bei Bedarf auf die Schläfen, die Stirn, den Nacken oder aufs Handgelenk auftragen und den Duft inhalieren.

Tipp

Durch das Ingweröl klingen Schmerzen schneller ab. Es gibt aber auch andere ätherische Öle, die schmerzlindernde Qualitäten haben. Während Ingwer eher etwas für fröstelnde Naturen ist, kann beispielsweise Pfefferminzöl wegen seiner kühlenden Eigenschaften für hitzige Naturen geeigneter sein.

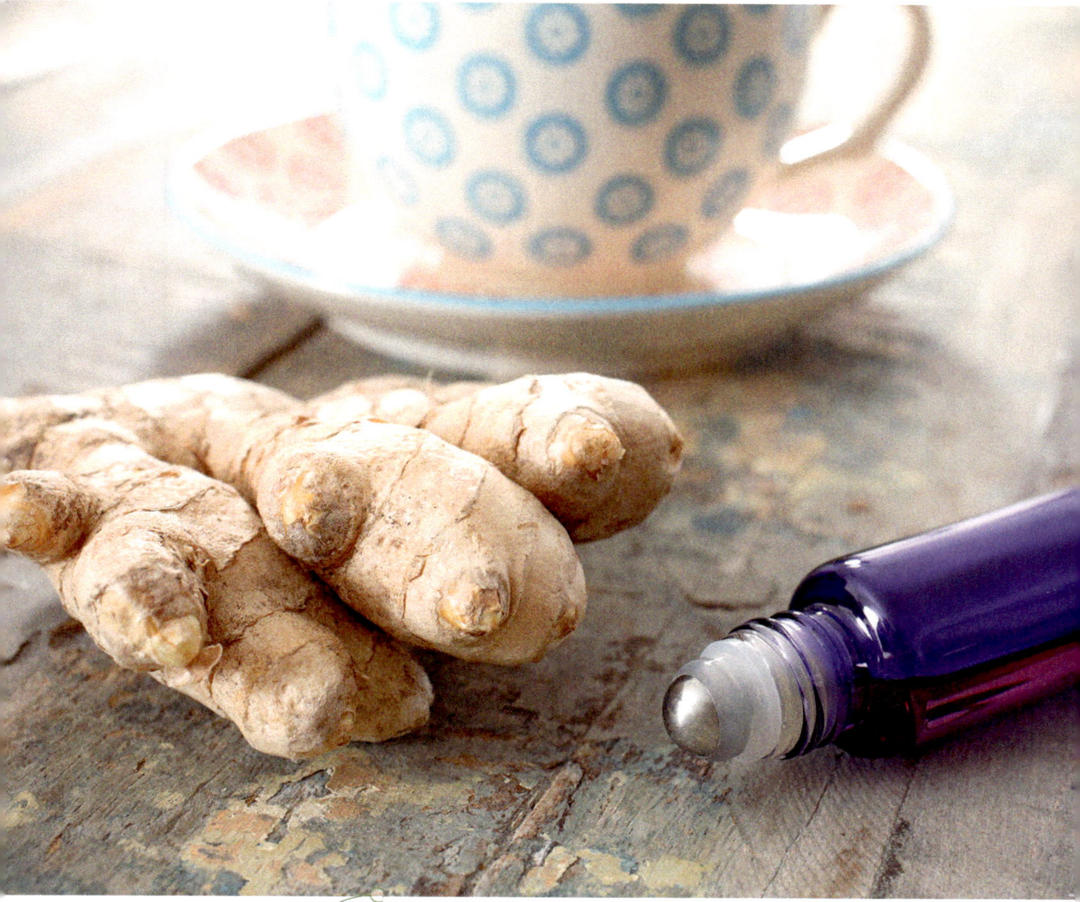

Mit einem Ingweröl-Roll-On können Sie Kopfschmerzen lindern.

BITTE BEACHTEN Plötzlich auftretende und extrem starke Kopfschmerzen sollten Sie immer sofort ärztlich abklären lassen. Das gilt insbesondere für Schmerzen, die mit Übelkeit, Erbrechen und Kreislaufschwäche verbunden sind.

Lymphentgiftung und Cellulitebehandlung

Die Lymphe ist ein lebenswichtiger „Körpersaft“, der in der Therapie oftmals vergessen wird. Dabei produziert unser Körper davon mehrere Liter pro Tag. Neben dem Blutkreislauf ist die Lymphe das zweite wichtige Zirkulationssystem im Körper. Seine Aufgabe ist der Abtransport von Abfallstoffen und die Entwässerung des Gewebes. Ohne dieses „Entwässerungssystem“ würden wir nicht überleben. Was die Zellen nicht mehr brauchen, nehmen die Lymphgefäße auf und transportieren es in das Blut. Zwar ist es am besten, den Lymphfluss durch aktive Muskelbewegungen und Atemübungen zu motivieren, doch kann zusätzlich eine Lymphmassage durchgeführt

Ingweröl hält die Lymphe in Schwung, fördert die Durchblutung und hilft, Toxine aus dem Körper auszuleiten.

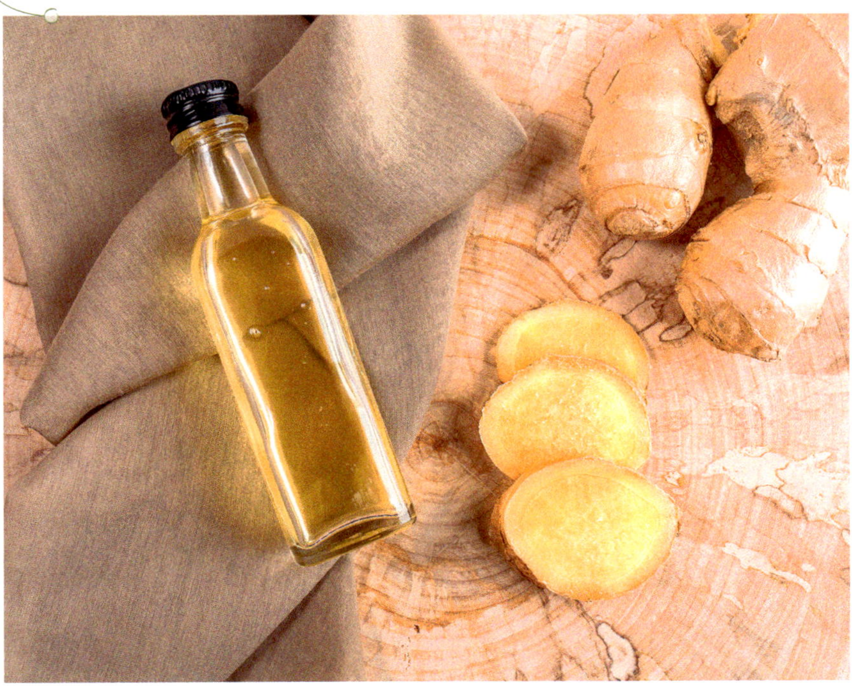

werden, um einen Lymphstau zu beheben und die Lymphe zu reinigen. Den Ablauf einer Lymphmassage sollten Sie sich von einem Physiotherapeuten erklären lassen, da sie etwas Geschick und medizinisches Verständnis erfordert. Jedoch gehören zu einer effektiven Lymphreinigung auch spezielle Kräuter, die den Lymphstrom zusätzlich anregen.

Cellulite, also die unschönen Dellen und Grübchen an Po und Oberschenkeln, können durch eine gestörte Mikrozirkulation des Blut- und Lymphflusses entstehen. Eine Massage an den betroffenen Stellen regt die Durchblutung der Haut und damit die Mikrozirkulation an. Tatsächlich sind es fast nur Frauen, die Cellulite haben. Ihr Bindegewebe ist von Natur aus schwächer als das der Männer. Zu der gestörten Mikrozirkulation kommt außerdem, dass mit zunehmendem Alter die Hautelastizität schwächer wird. Die Folge: Die Bindegewebsstränge werden durch die Hautoberfläche sichtbar.

Ingweröl gehört zu der Gruppe von Substanzen, die die Lymphe in Schwung halten. Es fördert zudem die Durchblutung und hilft, Toxine aus dem Körper auszuleiten.

4 Tropfen ätherisches Ingweröl
20 ml Basisöl (siehe Seite 24/25)

- Das ätherische Ingweröl mit dem Basisöl mischen.
- Da es sich hier um eine großflächige Anwendung auf der Haut handelt, sollte die Verdünnung nicht mehr als 1 % ätherisches Öl enthalten.
- Alternativ bei Verträglichkeit den Ingwer-Ölauszug (siehe Seite 27) 1 zu 1 mit Basisöl verdünnen.
- Mit dem Öl oder Ölauszug eine Lymphmassage durchführen.

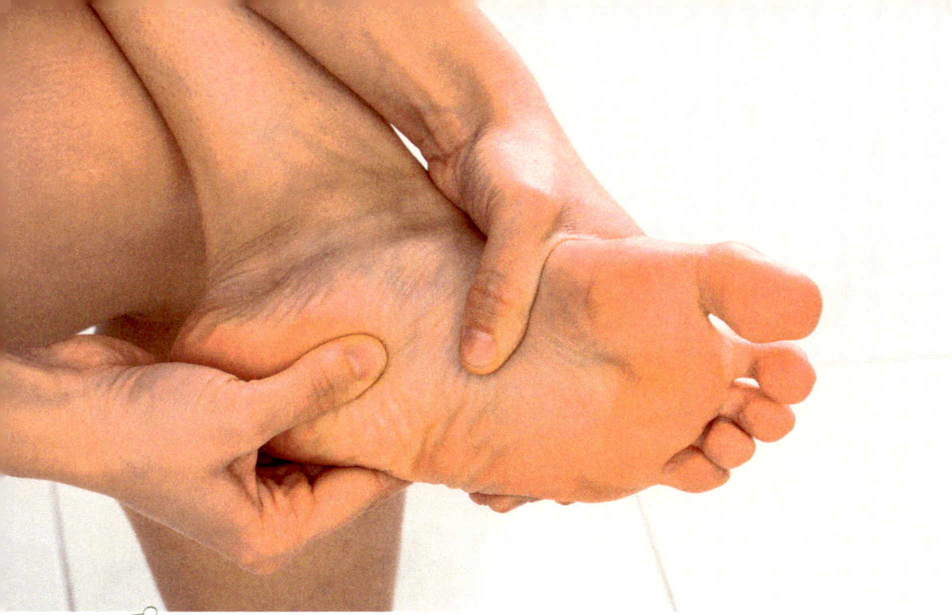

Das Einreiben der Fußsohlen mit Ingweröl regt den Stoffwechsel an.

Einreibungen auf die Fußsohlen

Jetzt heißt es: Socken ausziehen und loslegen. Die Fußsohlen sind neben den Handinnenflächen die einzigen Hautstellen, an denen es weder Haarfollikel noch Talgdrüsen gibt. An allen anderen Hautstellen verbindet sich der Talg mit dem Schweiß und bildet so eine schützende Schicht und natürliche Barriere. Das Ingweröl kann zwar grundsätzlich in alle Bereiche unserer Haut aufgenommen werden. An den Stellen, an denen kein Talg produziert wird, funktioniert das aber wesentlich effektiver.

Es gibt noch weitere Gründe, die für die Anwendung auf den Füßen sprechen: Nach den asiatischen und östlichen Heillehren ist jedes Organ und System unseres Körpers mit einem Energiemeridian verbunden, der in unseren Füßen, Händen, Ohren und dem Gesicht endet. Auch westliche Mediziner wissen, dass die Fußsohlen mehr sensitive Nervenenden pro Quadratzentimeter haben als andere Bereiche unseres Körpers. Somit kann das Auftragen des Ingweröls auf die Fußsohlen reflektorisch (also über Nervenbahnen) viele Organe und Systeme im Körper beeinflussen.

Anregung des Stoffwechsels

Gehören Sie zu den Menschen, die einen trägen Stoffwechsel haben? Bemerkbar macht sich dies durch eine schnelle Gewichtszunahme, ein vermehrtes Bedürfnis nach Ruhe, wenig Antrieb, Neigung zu Verstopfung oder ein anhaltendes Kältegefühl. Je langsamer der Stoffwechsel, desto schwieriger ist es, das Gewicht zu reduzieren.

In der kalten Jahreszeit verlangsamen die sinkenden Temperaturen und das wenige Sonnenlicht den Stoffwechsel zusätzlich. Das sind evolutionsbedingte Einflüsse, die das Überleben unserer Vorfahren sicherten, jedoch heute in Zeiten gefüllter Kühlschränke und bei durchgehendem Heizungsbetrieb keine Rolle mehr spielen.

Ingweröl leistet zur Anregung des Stoffwechsels gute Dienste – besonders wenn es auf den Fußsohlen angewendet wird.

1–2 Tropfen ätherisches Ingweröl

- Mit den Händen das Ingweröl auf die Fußsohlen reiben und die verbleibenden Ölreste von den Handflächen inhalieren. Dies bewirkt eine Energetisierung und regt den Stoffwechsel an.

Tipp

Zusätzlich sollten Sie täglich ausgiebige Spaziergänge machen oder moderaten Sport an der frischen Luft betreiben. Mollig warm eingepackt sind die Spaziergänge sogar bei Minustemperaturen sehr empfehlenswert.

BITTE BEACHTEN Ein verlangsamter Stoffwechsel kann durch eine Schilddrüsenunterfunktion oder einen Mangel an Mineralien oder Vitaminen bedingt sein. Zink, Selen, der ganze Vitamin-B-Komplex und auch Vitamin D spielen hier eine Rolle. Im Zweifel sollten Sie medizinischen Rat von einem Arzt oder Heilpraktiker einholen.

Den Stresslevel senken

Chronischer Stress ist heutzutage das Gesundheits- und Krankheitsrisiko Nr. 1, denn anhaltender Stress führt zu körperlichen wie auch psychischen Folgeerkrankungen. Kopfschmerzen, Magen-Darm-Störungen, Veränderungen im Hormonhaushalt gehören genauso dazu wie Angststörungen, Panikattacken oder Depressionen.

Die Fußsohlen-Massage mit Ingweröl hat eine mild entspannende Wirkung und hilft dabei, die Stimmung zu verbessern, weil Sie negative Energien abgeben und einen schlechten Tag besser hinter sich lassen können. Das Öl versorgt Ihren Körper mit antioxidativen Stoffen und verhindert so das Ausbreiten von freien Radikalen, die vor allem bei chronischen Erkrankungen und in Zeiten von Überforderung und Stress den Körper überfluten.

1–2 Tropfen ätherisches Ingweröl

- Nach einer stressigen Situation oder auch schon vor einem Gespräch mit Spannungspotenzial an einen ruhigen Ort gehen und das Ingweröl auf die Fußsohlen massieren oder mit ruhigen und gleichmäßigen Atemzügen den Duft aus den Handflächen inhalieren.
- Die Anwendung wirkt binnen weniger als 1 Minute reflektorisch auf das Nervensystem.

BITTE BEACHTEN Vor allem in naturheilkundliche Praxen kommen häufig Menschen wegen Stress und den daraus resultierenden Beschwerden. Wenn Sie selbst nicht aus der Stressfalle herausfinden, dann lassen Sie sich am besten durch einen Heilpraktiker unterstützen. Ein gutes Immunsystem, ein ausgeglichener Hormonhaushalt und bestimmte Verhaltensregeln sind die besten Voraussetzungen, um den täglichen Anforderungen gerecht zu werden. Manchmal ist zudem eine Unterstützung durch einen Psychotherapeuten hilfreich.

Hilfe bei geschwollenen Beinen

Nach einem langen Büro- oder Arbeitstag, einem Einkaufsbummel oder nach dem Sport können die Füße schon mal dick werden. Die Beine fühlen sich schwer an und die Knöchel sind meist dick angeschwollen. Zu wenig Bewegung, Venenleiden, Lymphödeme, Herz- und Nierenschwäche sind mögliche Auslöser dieser Beschwerden. Deshalb sollten Sie bei wiederkehrenden geschwollenen Beinen zu einem Arzt gehen. Dies gilt insbesondere, wenn sich sichtbare Besenreiser oder Krampfadern zeigen, Schmerzen dazukommen oder sich die Haut verfärbt.

Ein kalter Guss, Fußgymnastik und das Hochlegen der Beine gehören zu den Erste-Hilfe-Maßnahmen. Anschließend können Sie sich eine lokale Einreibung mit dem durchblutungsfördernden Ingweröl gönnen.

1–2 Tropfen ätherisches Ingweröl

- Das Ingweröl zwischen den Händen verteilen und damit die Fußsohlen kräftig einreiben.
- Dies am besten nach einem kalten Guss vornehmen, wenn die Haut noch etwas feucht ist, dann verteilt sich das Öl gleichmäßig auf der Haut.

BITTE BEACHTEN Wenn Sie wiederholt geschwollene Beine haben, sollten Sie die Ursache durch einen Mediziner abklären lassen.

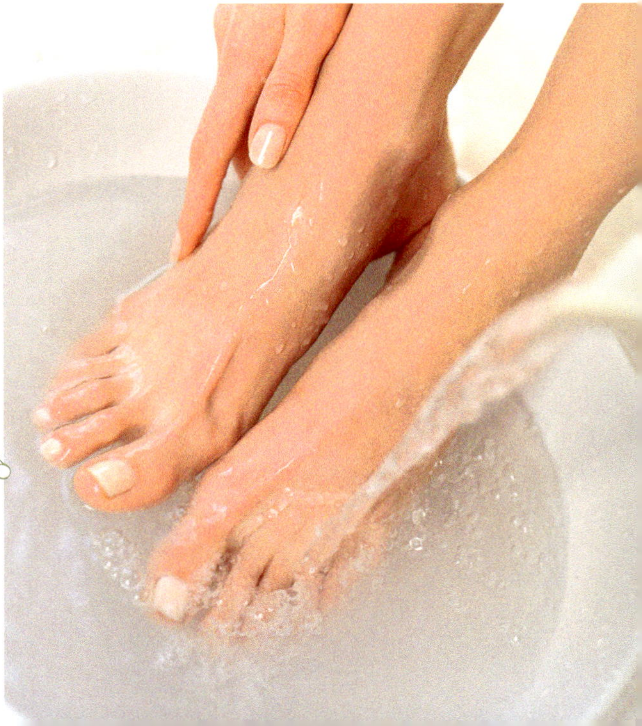

Bei geschwollenen Beinen hilft ein kalter Guss und anschließend eine Fußmassage mit Ingweröl.

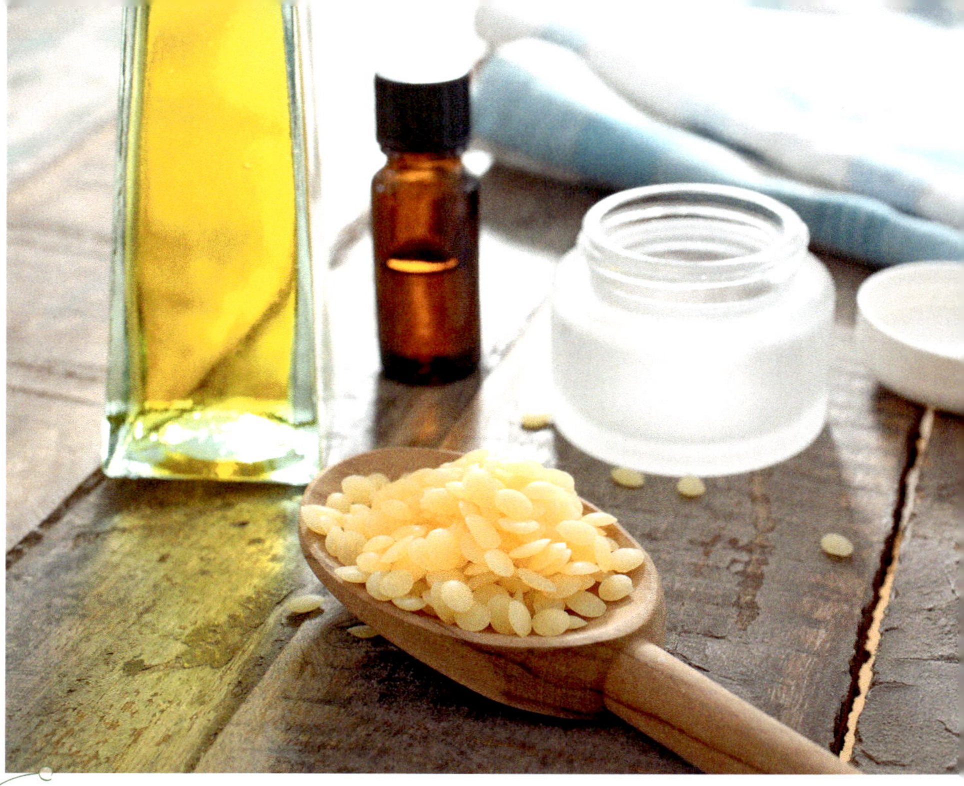

Mit Ingweröl und Bienenwachs können Sie einen hilfreichen Balsam gegen Husten herstellen.

Einreibungen auf die Brust und den Bauch

Einreibungen mit ätherischen Ölen oder Ölauszügen sind nicht nur pflegende Maßnahmen, sondern haben auch eine heilende Wirkung auf den Körper, den Geist und die Seele. Sie werden unter leichtem Druck mit den Händen durchgeführt. Es handelt sich dabei um uralte Rituale. Sie sind in vielen traditionellen Medizinsystemen bekannt und fördern insgesamt die Entspannung und das Loslassen. Im Akutfall können Sie Einreibungen sogar mehrmals täglich genießen.

Wenn Sie sich mal schlapp fühlen, weil Sie erkältet sind und der Husten Sie plagt, dann kann ein Erkältungsbalsam oder eine Einreibung mit einem Ingwer-Ölauszug das richtige „Do-it-yourself-Heilmittel“ sein. Er befreit die Atemwege und sorgt für entspanntes Atmen und einen erholsamen Schlaf. Klassischerweise werden schleimlösende Einreibungen auf die Brust oder den Rücken vorgenommen. Bei jüngeren Kindern oder sensiblen Menschen sollte die Anwendung eventuell nur auf dem Rücken erfolgen. Die Wirkstoffe des Ingweröls entfalten gleich eine sechsfache Wirkung: Sie sind krampflösend, entzündungshemmend, schmerzlindernd, erleichtern das Abhusten, fördern lokal die Durchblutung und hemmen die Ausbreitung von Viren und Bakterien. Kreisförmige Bewegungen mit warmen Händen geben das Gefühl von Einhüllung, Wärme und Geborgenheit.

Bei Einreibungen auf den Bauch und die Brust ist es hilfreich, für eine entspannte Atmosphäre zu sorgen. Die Raumtemperatur sollte dem individuellen Empfinden angepasst sein. Auch die Baucheinreibungen werden als besonders wohltuend empfunden, wenn sie kreisförmig durchgeführt werden. Lediglich bei Krämpfen im Darm, Darmträgheit und nervös bedingten Störungen im Magen-Darm-Bereich ist es günstiger, das Öl im Verlauf des Dickdarms einzustreichen.

In allen Fällen ist es günstig, eine Nachruhzeit von mindestens 10 Minuten, besser 20 Minuten einzuhalten.

BITTE BEACHTEN Falls Atemnot, Fieber, eitriger Auswurf oder starke Bauchkrämpfe hinzukommen oder innerhalb weniger Tage keine Besserung auftritt, sollten Sie zum Arzt gehen.
Die Anwendungen sind auf einer intakten Haut vorgesehen und dürfen nicht direkt in die Nase, in die Umgebung der Augen, auf eine geschädigte oder nässende Haut oder auf die Schleimhäute aufgetragen werden.

Balsam gegen Husten

Ob trockener Reizhusten oder verschleimter Auswurf: Husten ist lästig und unangenehm. Im Prinzip handelt es sich um eine Reizreaktion, die der Reinigung der Atemwege dient. Schadstoffe, Fremdkörper oder Krankheitserreger werden so schneller aus den Bronchien befördert. Sie lösen eine Entzündungsreaktion aus, die sich in Schwere und Dauer unterscheiden kann. 90 % der Verursacher einer Bronchitis sind Viren.

Brustwickel oder Einreibungen auf die Brust lindern erfahrungsgemäß recht gut die Beschwerden bei unkomplizierten Atemwegserkrankungen. Der Brustbalsam durchblutet und wärmt den Brustbereich, so dass vermehrt Antikörper gebildet werden und damit die Immunabwehr gestärkt wird. Aus diesem Grund sollte bei ansonsten gesunden Menschen leichtes Fieber auch nicht gesenkt werden.

Das allmählich verdunstende Ingweröl regt zudem die Bewegung der Flimmerhärchen in der Bronchialschleimhaut an, so dass der Schleim nach oben transportiert und abgehustet werden kann und Sie freier durchatmen können. Obendrein hat ätherisches Ingweröl ein antimikrobielles Wirkspektrum und dämmt damit Bakterien, Viren und Pilze ein.

Der würzig-wärmende Balsam kommt völlig ohne Paraffine und chemisch-synthetische Zusätze aus und ist in wenigen Minuten hergestellt. Nebenbei wird durch das Recyceln eines Glastiegels auch Plastikmüll gespart.

SCHNELLE VARIANTE EINES BRUSTWICKELS

3 Tropfen Ingweröl mit 2 EL angewärmtem Pflanzenöl (Sonnenblumenöl) in einer Schüssel vermengen und damit ein Drittel eines Geschirrtuchs oder einen Teil einer ausgekochten Windel tränken. Das gefaltete Tuch mit der vollgesogenen Seite auf die Brust legen und die trockene Seite mit einer Wärmflasche bedecken. Etwa eine halbe Stunde einwirken lassen und dann die Nachruhdauer von einer halben Stunde (ohne Wickel) nicht vergessen.

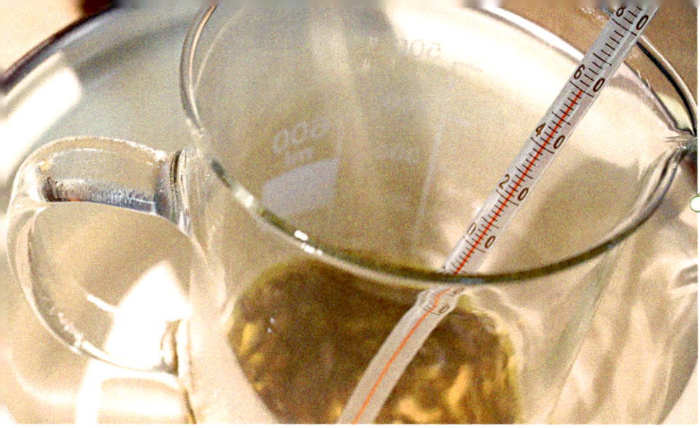

Das ätherische Ingweröl erst dann zugeben und unterrühren, wenn das Gemisch eine handwarme Temperatur erreicht hat.

5 g Bienenwachs
50 ml Jojobaöl (oder auch Avocado-, Distel-, Sonnenblumen- oder Olivenöl)
8–10 Tropfen ätherisches Ingweröl
kleine Glasdöschen oder Marmeladengläser mit Schraubdeckel

- Das Bienenwachs in ein Töpfchen geben und langsam in einem Wasserbad erwärmen. Sobald das Wachs geschmolzen ist, das Jojobaöl hinzufügen und alles so lange rühren, bis sich die Substanzen vollständig vermischt haben. Das ätherische Ingweröl erst dann zugeben und unterrühren, wenn das Gemisch eine handwarme Temperatur erreicht hat.
- Nun eine Probe durchführen: Mit einem Spatel eine kleine Menge des nun flüssigen Balsams auf einen Unterteller aufstreichen und fest werden lassen. So können Sie schnell abschätzen, ob die Rezeptur angepasst werden muss. Je nach gewünschter Konsistenz darf der Bienenwachsanteil deshalb etwas mehr oder weniger sein, damit ein streichfähiger Balsam entsteht.
- Sofort in kleine Döschen abfüllen und beschriften.
- Bei Husten und Bronchitis mehrmals täglich mit dem Spatel eine kirschkern-große Menge entnehmen, mit warmen Händen im Brustbereich eincremen und anschließend die Brust mit einem Tuch bedecken.
- Danach am besten mit leicht erhöhtem Oberkörper eine Ruheposition einnehmen. Das fördert den Regenerationsprozess zusätzlich.

HALTBARKEIT

Der selbst gemachte Brustbalsam ist bei Zimmertemperatur etwa 6 Monate haltbar.

BITTE BEACHTEN Der Balsam ist nicht geeignet zur Anwendung für Säuglinge und Kleinkinder, bei Asthmaleiden und nur in kleinster Dosierung bei Schwangerschaft. Im Zweifel befragen Sie bitte Ihren behandelnden Arzt.

Reizdarm – ein häufiges Syndrom

Haben Sie häufiger Bauchschmerzen und Verdauungsprobleme? Oftmals steckt ein Reizdarm-Syndrom dahinter, manchmal auch als nervöser Darm bezeichnet. Von der Erkrankung sind deutlich mehr Frauen als Männer betroffen. Der Darm bewegt sich entweder zu schnell oder zu langsam und dies zeigt sich als Durchfall oder Verstopfung. Oder Darmgase lösen krampfartige Bauchschmerzen aus. Die Folge sind unangenehme Darmgeräusche und der Abgang von teils übelriechenden Winden. Bei einem Reizdarm werden die Beschwerden durch Stress, Angst, Nervosität und auch Ernährungsfehler verstärkt.

Ingweröl wird in der Traditionellen Chinesischen Medizin (TCM) schon seit alten Zeiten zur Behandlung von Verdauungsstörungen verwendet, da es entkrampft, entbläht und eine seelisch stabilisierende Wirkung entfaltet.

2–4 Tropfen ätherisches Ingweröl
10 ml Mandelöl (oder ein anderes Basisöl)

- Das ätherische Ingweröl mit dem Mandelöl mischen und mit warmen Händen im Uhrzeigersinn auf den Bauch einreiben.
- Alternativ eine Ölkompresse (siehe Seite 50) anwenden.

BITTE BEACHTEN Lassen Sie unklare Beschwerden im Bauchraum durch einen Arzt oder Heilpraktiker abklären, da auch Nahrungsmittelunverträglichkeiten oder Allergien bis hin zu chronisch-entzündlichen Darmerkrankungen solche Beschwerden auslösen können.

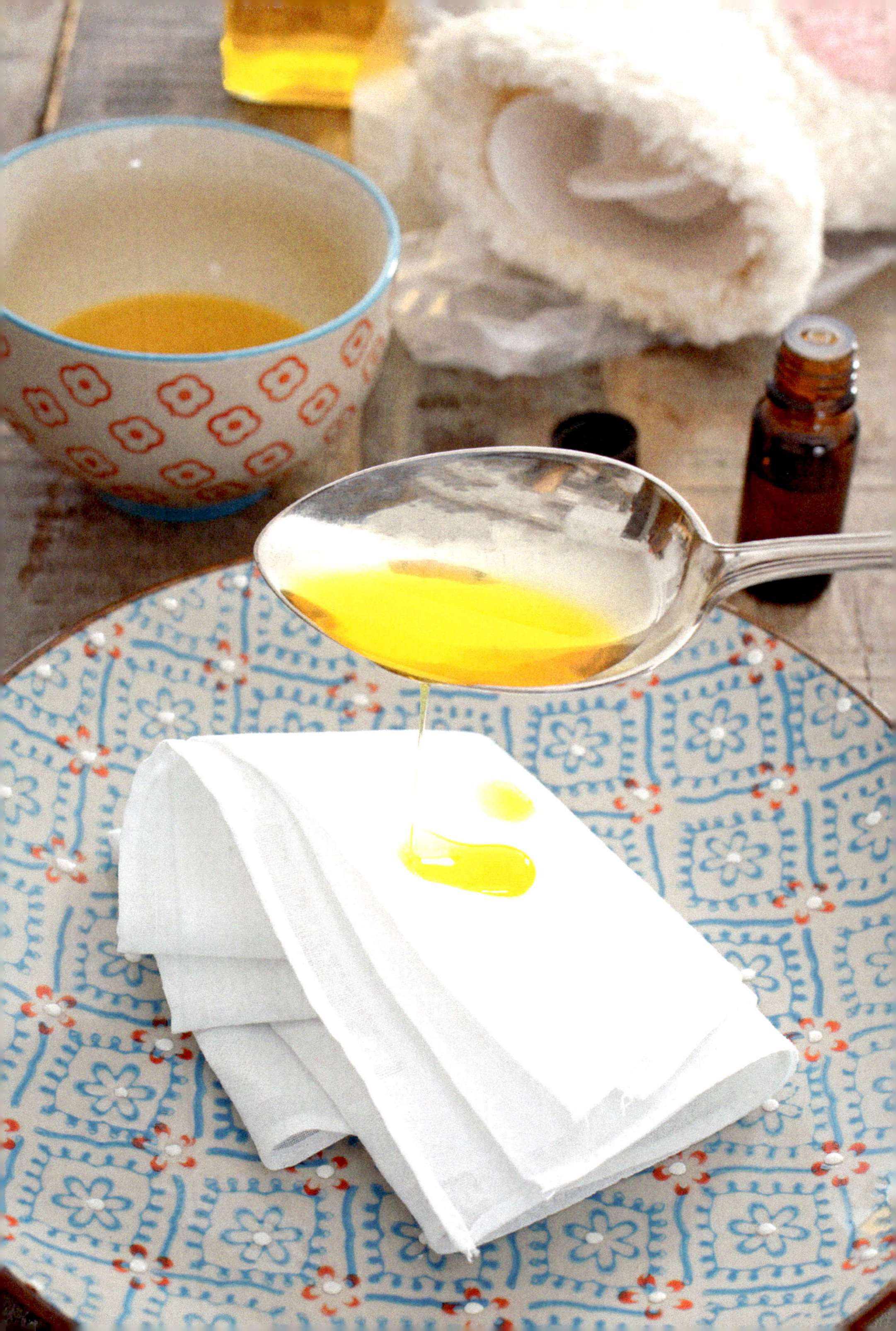

Bauchkrämpfe lösen

Durch die wärmende und gleichzeitig entspannende Tiefenwirkung dieser Ölkompresse können sich Bauchkrämpfe recht schnell lösen.

2–3 Tropfen ätherisches Ingweröl
1 EL Basisöl (siehe Seite 24/25)
1 Baumwolltuch (gefaltet) **oder Vlieskompresse**
Frischhaltebeutel
Wärmeflasche oder Hotpack
gut anliegende Kleidung, z. B. ein altes T-Shirt

- Das Basisöl mit dem Ingweröl vermischen.
- Die Ölmischung auf dem gefalteten Baumwolltuch gleichmäßig verteilen. Die Kompresse in den Frischhaltebeutel legen und mit der Wärmflasche beziehungsweise dem Hotpack erwärmen.
- Die erwärmte Ölkompresse ohne den Frischhaltebeutel direkt auf die schmerzende Stelle legen und sofort mit der Kleidung fixieren.
- Die Kompresse 1-mal täglich für 30–60 Minuten auflegen und dabei ruhen.

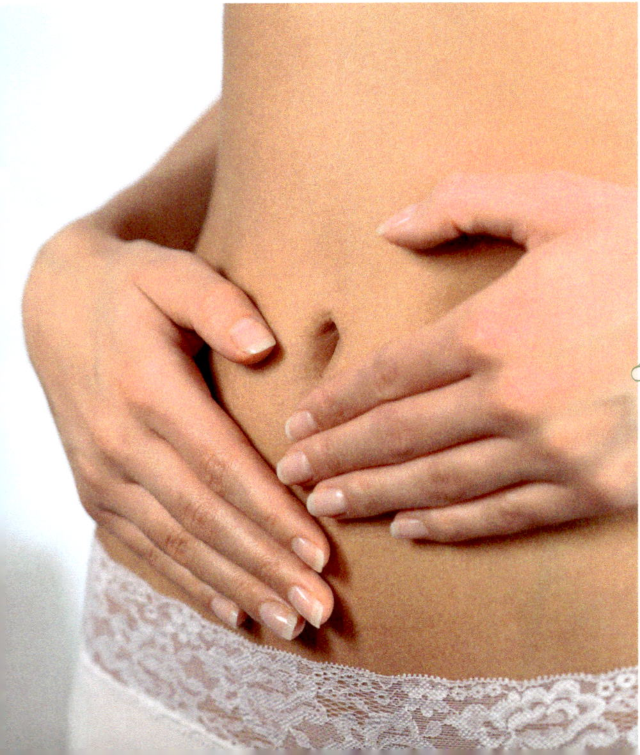

Mit einer wohltuenden Ölkompresse können Sie Bauchkrämpfe lösen.

Kältegefühl im Bauch

Viele Menschen, insbesondere Frauen, leiden unter einem ständigen Kältegefühl. Das betrifft nicht nur die Hände, die Füße oder die Nasenspitze, sondern auch den Bauch. Während westliche Mediziner dieses Phänomen kaum beachten, ist es in der Traditionellen Chinesischen Medizin gut bekannt. Nach der Lehre der TCM deutet dies auf eine Funktionsschwäche innerer Organe hin. Durch Kälteblockaden kann das Qi (chinesisches Wort für „Lebensenergie") nicht mehr richtig fließen. Die Stärkung der inneren Mitte ist entscheidend für die Gesundheit. Denn „wenn die Mitte gestärkt ist, können 1000 Krankheiten geheilt werden", so heißt es. In der TCM werden solche Beschwerden mit Akupunktur, Moxa oder auch durch die Umstellung auf wärmende Nahrung wie Ingwer behandelt. Meiden Sie bei diesen Beschwerden kalte Nahrung wie Joghurt, Gurke und kaltes Wasser und starten Sie schon in den Tag mit einem warmen Porridge, den Sie mit Zimt oder auch Ingwer verfeinern sollten.

2–3 Tropfen ätherisches Ingweröl
1 EL Basisöl (siehe Seite 24/25)

- Ingweröl und Basisöl mischen.
- Durch Einreibung des Ölgemisches auf den Bauch oder das Auflegen einer Ölkompresse (siehe oben) kann die Bauchmitte besser durchblutet und erwärmt werden.

Menstruationsschmerzen und schwache Blutung

Probleme mit „den Tagen" kennen vielen Frauen. Die Blutungen können zu schwach, zu kurz, zu stark, zu schmerzhaft oder zu lang sein. Diese Anomalien liefern schon mal wichtige Hinweise auf den Hormonzustand, die Fruchtbarkeit oder Zellveränderungen wie Myome. Stress, exzessiver Sport und Fehlernährung sind weitere Faktoren, die die Blutung beeinflussen.

Ziehende, stechende Unterleibskrämpfe entstehen, wenn sich die Gebärmutter zusammenzieht und die Schleimhaut abstößt. Eine zu schwache Blutung kann ein Hinweis auf eine hormonelle Dysbalance sein und kommt zudem häufiger in den Wechseljahren vor. Kommt der Blutfluss nicht richtig in Gang, funktioniert der monatliche „Reinigungsprozess" nicht optimal. Da Ingweröl eine wärmende, durchblutungsfördernde, entkrampfende und damit auch schmerzlindernde Wirkung hat, sind Ingweröl-Einreibungen oder -Kompressen (siehe Seite 50, „Bauchkrämpfe lösen") auf den Unterbauch für Frauen mit einer schwachen Blutung geeignet. Oft sind dadurch sogar keine Schmerzmittel mehr nötig. Im Anschluss sollten Sie nachruhen und die Durchblutung im Bauch mit einer Wärmflasche oder einem warmen Kirschkernkissen fördern.

Natürliches Aphrodisiakum

Natürliche Potenzmittel aus Pflanzen sind schon seit alten Zeiten bekannt. Um die sexuelle Lust und ihre Erfüllung zu fördern, nutzte man in fast jeder Zivilisation Kräuter, die die sexuelle Vitalität beim Mann und der Frau steigern können. Wegen des scharfen Geschmacks wurden Ingwer und seine Zubereitungen schon in alten Büchern als Aphrodisiakum gelistet. Ingwer regt die Durchblutung der Becken- und Geschlechtsorgane an und darf zurecht als natürliches Aphrodisiakum bezeichnet werden.

Ingweröl ist aromatisch, scharf und anregend – sowohl für die Frau als auch den Mann. Möchten Sie ihr Liebesleben aufpeppen, dann probieren Sie doch mal die Einreibung auf den Unterbauch. Tragen Sie jedoch das Ingweröl niemals auf die empfindlichen Schleimhäute auf. Das führt zu Schmerzen und dann ist es vorbei mit der Lust auf die Lust. Während Männer den aufsteigenden Duft des Öls eher als entspannend wahrnehmen und damit sinnlicher werden und mehr Einfühlungsvermögen zeigen, bewirkt Ingweröl bei Frauen mehr sexuelles Verlangen, was in Zeiten von Kinderwunsch oder auch bei Libidomangel sehr hilfreich sein kann. Probieren Sie es aus! Sie können für die Einreibung eine 1- bis 3%ige Mischung des ätherischen Öls wählen (siehe Seite 26) oder auch den Ingwer-Ölauszug (1 zu 1 mit Basisöl verdünnt) direkt auf den Bauch einreiben.

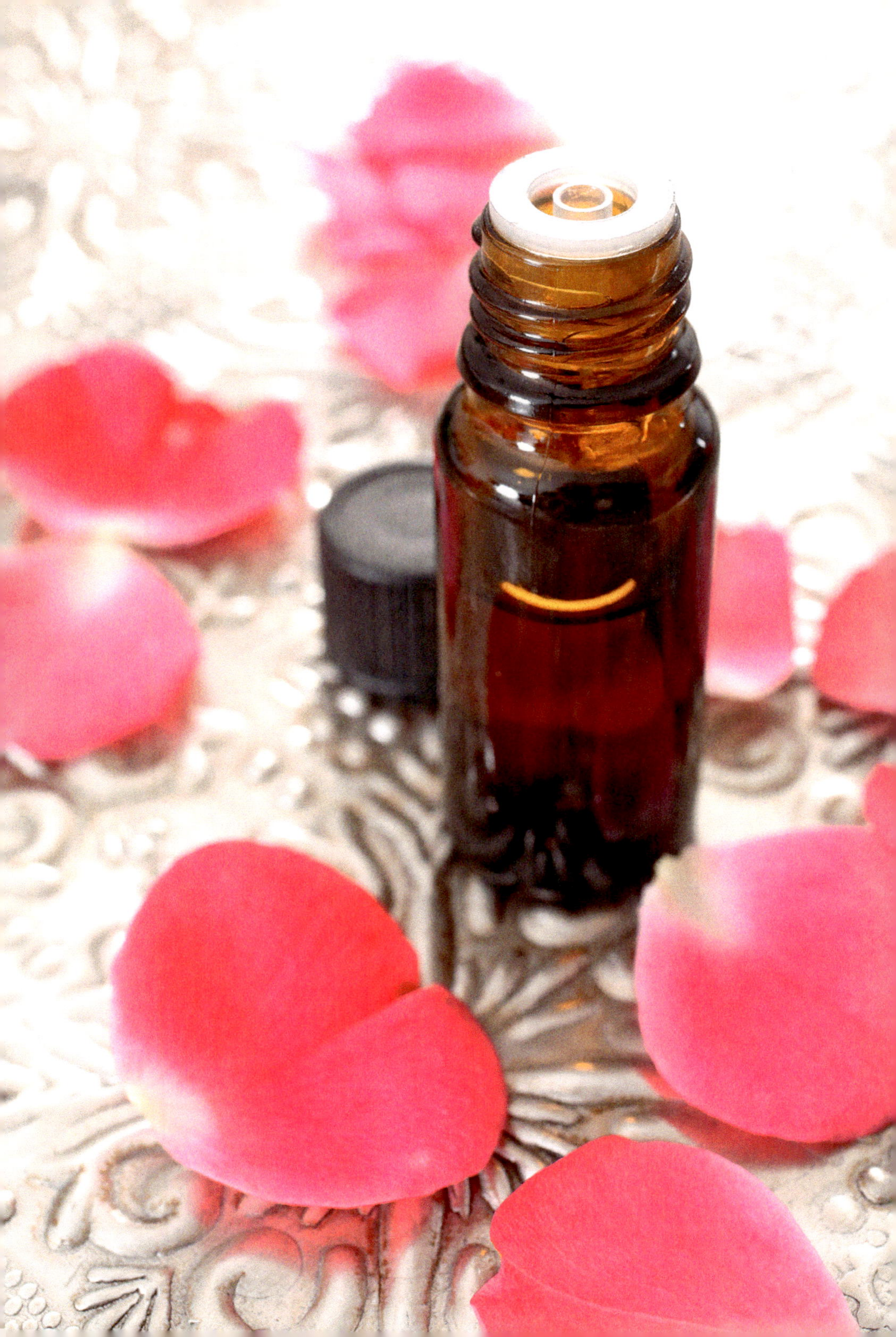

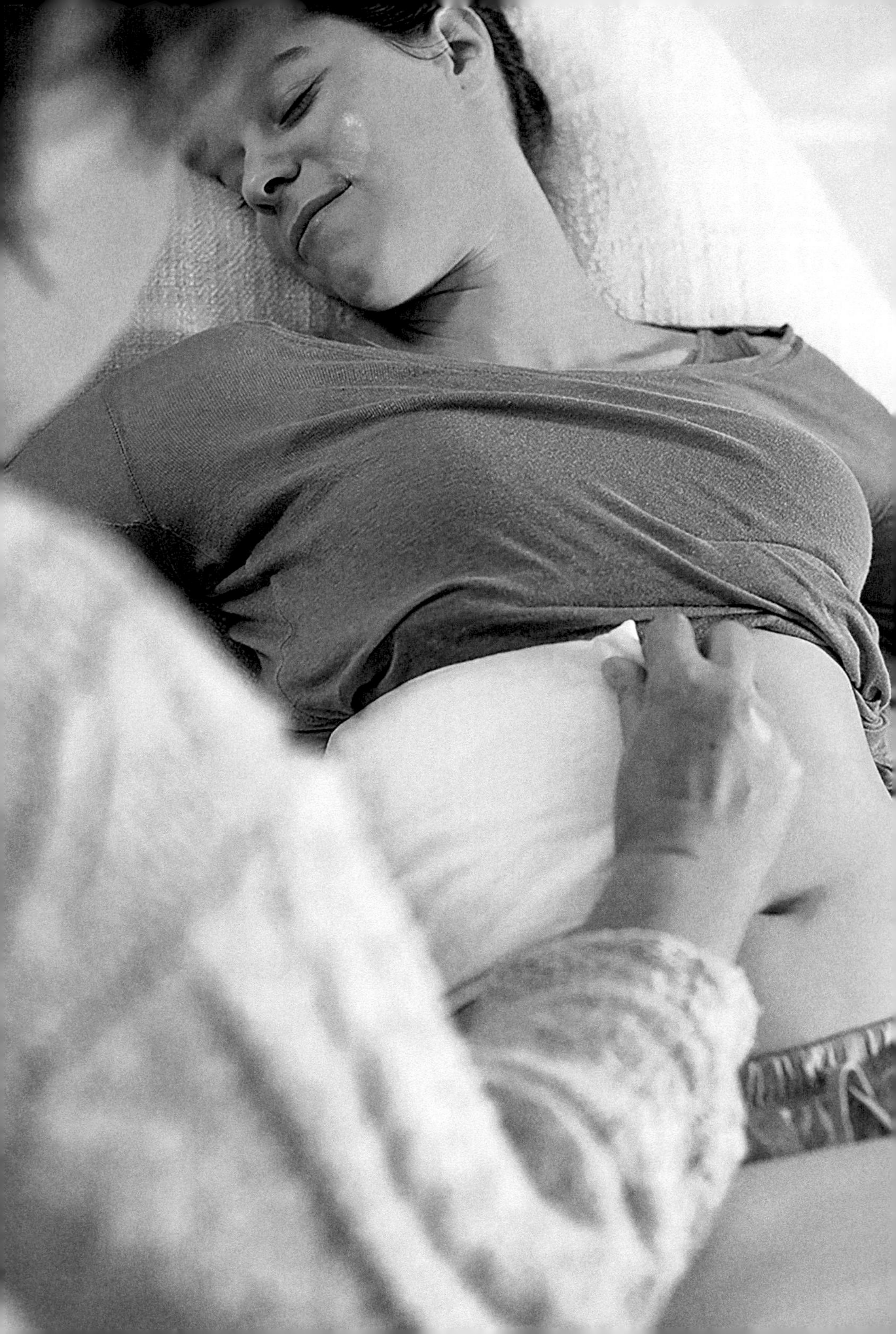

Wickel

Wie der Name schon sagt, werden Wickel um ein Körperteil geschlungen. Auflagen werden im Gegensatz zum Wickel nur auf die Haut aufgelegt und mit einer Binde fixiert. Das Wirkprinzip ist ähnlich wie beim Wickel.

Anwendungen mit Ingwer bewirken eine lang anhaltende Durchwärmung des Körpers. So können chronische Entzündungen zur Ausheilung gebracht, Verhärtungen gelockert und die Ausscheidungsorgane in der Funktion angeregt werden. Wickel und Auflagen auf die Brust oder den Bauch wirken am besten in den Abendstunden vor der Nachtruhe. Sie werden entfernt, wenn der Wickel beziehungsweise die Auflage beginnt, auszukühlen.

Für einen Wickel benötigen Sie:

Wärmflasche mit einer Schutzhülle aus Frottee (um Verbrennungen zu vermeiden)
Handtuch oder Tücher aus Baumwolle, Leinen oder Wolle
Wecker

BITTE BEACHTEN Bei unangenehmen Reaktionen (Hautjucken oder -reizung) nehmen Sie den Wickel oder die Auflage ab, waschen den Bereich rasch mit einem lauwarmen Waschlappen ab und decken ihn wieder zu.

Leberwickel

Traditionell wird der feucht-warme Leberwickel angewendet bei chronischen Leber- und Gallen-Beschwerden, Magen-Darm-Beschwerden, Verstopfung, Menstruationsbeschwerden, sowie zur Unterstützung des Fastens und der Ausleitung. Die entspannende und durchblutungsfördernde Wirkung der Wärme lindert darüber hinaus Schlafstörungen, Nervosität und Stress.

Legen Sie den Leberwickel etwa eine halbe Stunde nach dem Mittagessen oder bei Fastenkuren kurz nach der Mittagszeit auf, da die Leber in dieser Zeit besonders aktiv ist. In den Abendstunden stehen die entspannenden und damit schlaffördernden Eigenschaften im Vordergrund.

dünnes Handtuch oder Geschirrtuch
heißes Wasser
4–5 Tropfen ätherisches Ingweröl

- Ein Handtuch mehrfach falten und in möglichst heißes Wasser tauchen. Danach das ätherische Ingweröl gleichmäßig auf dem Tuch verteilen. Das Tuch nochmal falten und durch Aneinanderreiben das Öl gleichmäßig verteilen.
- Das Handtuch auf den Bauch legen. Die zusätzliche Auflage einer Wärmflasche auf das Tuch kann die Wärmewirkung verlängern.
- Mit einem trockenen Tuch oder einer leichten Decke das Ganze großflächig abdecken. Nach 30 Minuten wird der Leberwickel wieder entfernt. Wichtig ist danach eine Nachruhphase von mindestens 30 Minuten.

BITTE BEACHTEN Nicht anwenden sollte man den Leberwickel bei Entzündungen der Haut im Rumpfbereich oder wenn sich Schmerzen durch die Wärme verstärken. Sollten dazu noch Fragen auftreten, bitten Sie einfach Ihren Arzt oder Heilpraktiker um Rat.

HALSWICKEL

Bei Schmerzen im Hals, Heiserkeit oder Mandelschwellung gibt es kaum ein besseres Mittel als den Halswickel. Während im akuten Stadium eher gekühlt werden sollte, hilft ein mit Ingweröl getränkter Wickel wunderbar im chronischen Stadium dieser Erkrankungen. Zudem kann er auch bei einer Unterfunktion der Schilddrüse sehr nützlich sein.

dünnes Handtuch oder Geschirrtuch
lauwarmes Wasser
2–3 Tropfen ätherisches Ingweröl

- Das Handtuch mehrfach auf eine Handbreite falten. Das erste Drittel in lauwarmes Wasser tauchen, auswringen und das ätherische Ingweröl verteilt auf das Tuch träufeln.
- Das Tuch erneut falten und durch Aneinanderreiben das Ingweröl gleichmäßig verteilen.
- Nun das mit dem Ingweröl benetzte Teil auflegen. Die restlichen zwei Drittel des Tuches so um den Hals legen, dass sie das erste Drittel bedecken. Darüber locker einen leichten Schal binden und den Wickel 20–30 Minuten einwirken lassen.

BITTE BEACHTEN Bei akuten und stark entzündlichen Prozessen im Hals nimmt man besser kühlende Halswickel mit Quark.

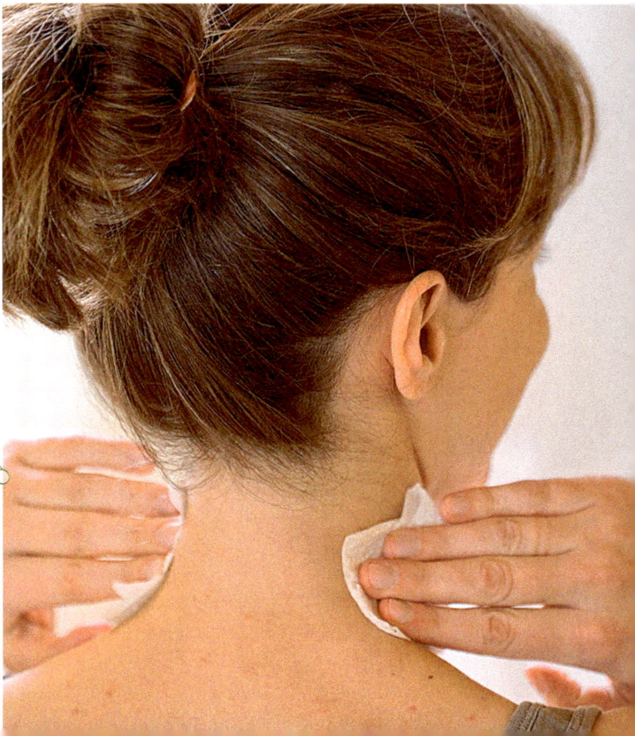

Ein mit Ingweröl getränkter Halswickel hilft bei Schmerzen im Hals, Heiserkeit oder Mandelschwellungen.

Gurgeln

Vielleicht wundern Sie sich, warum Sie Gurgelanwendungen bei den äußeren Anwendungen finden. Tatsächlich gehört das Spülen der Mundhöhle wie auch das Gurgeln der Rachenschleimhaut zu den äußeren Anwendungen, sofern die Lösung nicht geschluckt wird.

Gurgeln mit verschiedenen Zusätzen ist ein altbewährtes Mittel bei Erkältungskrankheiten. Es lindert Halsschmerzen, Schluckbeschwerden, Heiserkeit und kann auch bei Hustenreiz Erleichterung bringen. Die Gurgellösung gelangt in Bereiche, die Lutschtabletten oft nicht erreichen. Gurgeln mit Ingweröl eignet sich eher bei chronischen und weniger bei akuten Beschwerden. Bei starken Entzündungsprozessen im Hals könnte das scharfe Ingweröl zu sehr reizen.

Gurgeln Sie bei zurückgeneigtem Kopf etwa 1–2 Minuten mehrmals täglich bis zur Besserung. Schlucken sollten Sie die Flüssigkeit aber nicht, sondern spucken Sie sie danach in das Waschbecken.

HALSSCHMERZEN UND SCHLUCKBESCHWERDEN

Bei chronischen Halsschmerzen kann Ingwer wirkliche Wunder bewirken. Er stillt den Schmerz, so dass Sie wieder besser Schlucken können, und reduziert Bakterien und Viren.

lauwarmes Wasser
2 Tropfen ätherisches Ingweröl

- Ein Glas mit lauwarmem Wasser füllen, das Ingweröl dazugeben und verrühren, denn es vermischt sich nicht gut mit dem Wasser.
- Von der Mischung 1–2 große Schlucke in die Mundhöhle geben und damit den Rachenraum für 1 Minute gurgeln.
- Die Flüssigkeit nicht trinken, sondern wieder ausspucken, da sie bei Entzündungsprozessen eigentlich immer mit Toxinen belastet ist.

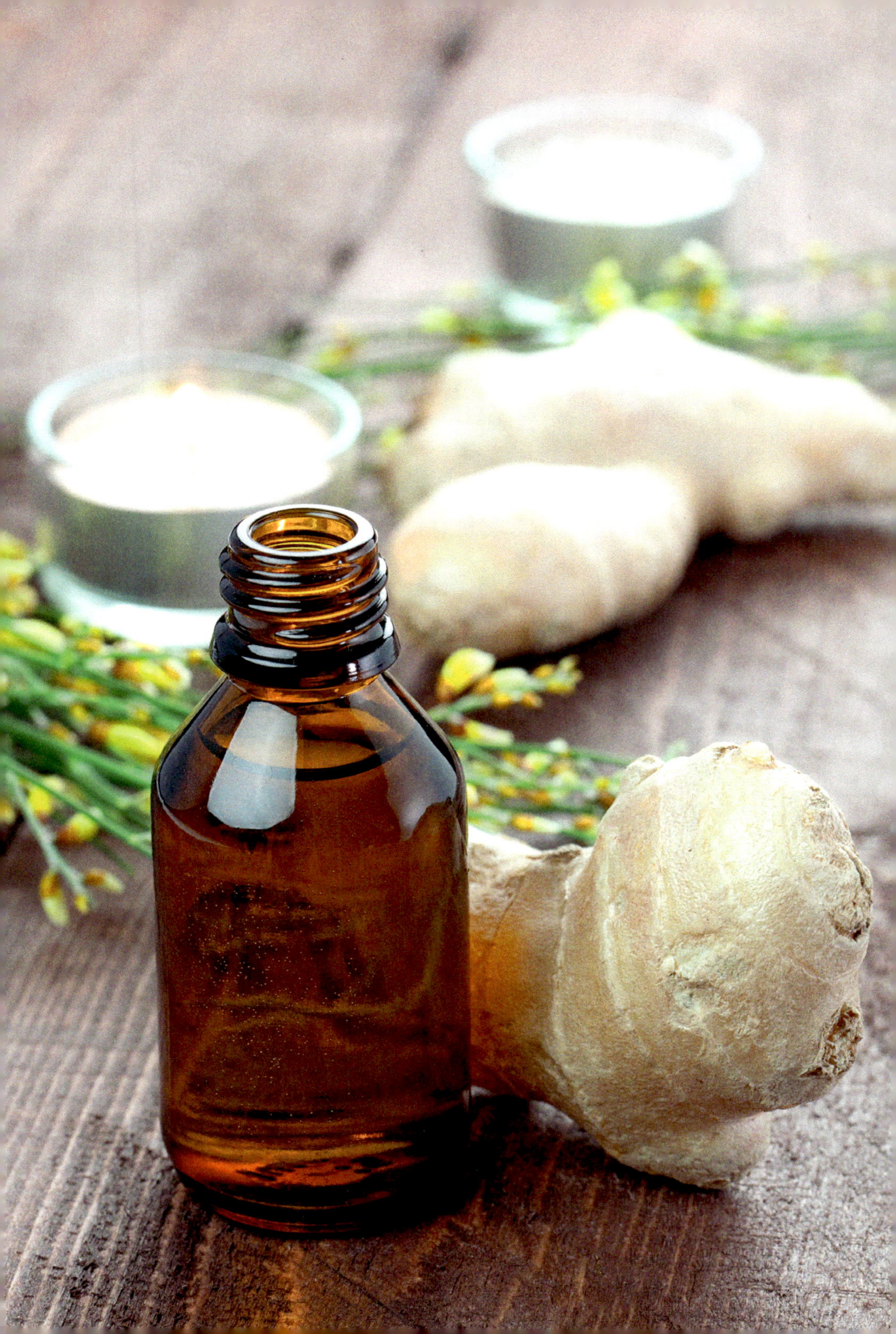

Entzündungen im Mund- und Rachenraum

Heiserkeit und Kratzen im Hals, Hals- und Mandelentzündung, Kehlkopfentzündung oder Reizhusten sind klassische Beschwerden, denen man mit Salzwasser-Gurgeln zu Leibe rücken kann. Eine Solelösung dient auch zur Mund- und Zahnpflege, denn sie bringt bei Zahnfleischentzündungen, Entzündungen der Mundschleimhaut und Mundgeruch oft schnelle Abhilfe. Die antimikrobiellen, entzündungshemmenden, abschwellenden, schmerzlindernden, reinigenden und durchblutungsfördernden Eigenschaften der Salzlösung lassen sich jedoch durch Zugabe von Ingweröl noch potenzieren. Schleim und Beläge werden so entfernt und die Schleimhaut kann sich wieder regenerieren.

größeres Marmeladenglas mit Schraubdeckel
100 g Steinsalz
8 Tropfen ätherisches Ingweröl
lauwarmes Wasser

- Das Marmeladenglas mit heißem Wasser auswaschen, abtrocknen und das Steinsalz hineingeben.
- Ingweröl dazutropfen. Mit dem Deckel verschließen und alles gut schütteln.
- Bei chronischen Entzündungen im Mund- und Rachenraum 1 TL des Salz-Öl-Gemisches in 250 ml lauwarmes Wasser geben und mit einem Löffel so lange verrühren, bis sich das Salz gelöst hat. Damit die Mundhöhle spülen und im Rachen gurgeln.
- Die Flüssigkeit nicht trinken, sondern ausspucken.

Bei chronischen Entzündungen im Mund- und Rachenraum mit einem TL des Salz-Öl-Gemisches in 250 ml lauwarmem Wasser aufgelöst gurgeln.

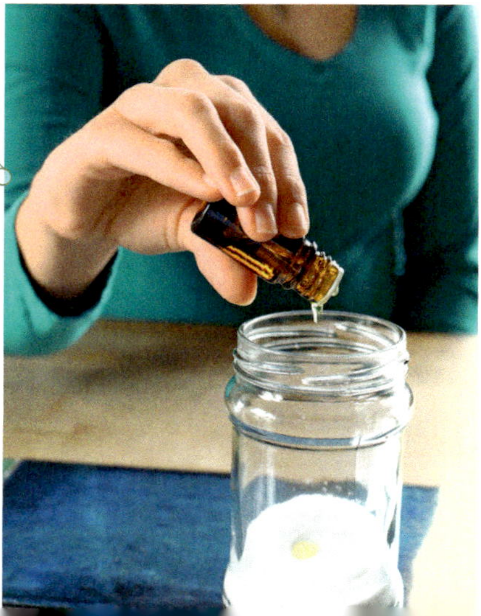

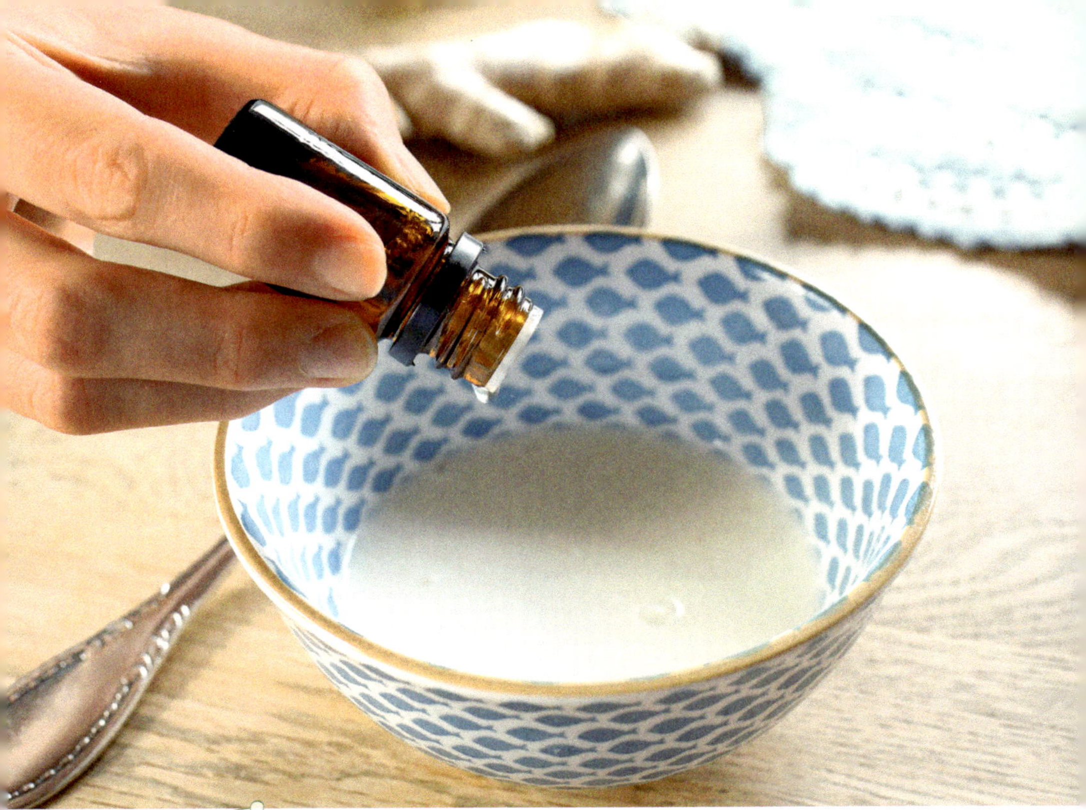

Damit sich das Ingweröl besser mit dem Badewasser vermischt, das Ingweröl mit einem Emulgator wie Milch, Sahne, Salz oder Honig vermengen.

Bäder

Bäder sind ein uraltes Ritual der Menschen zur äußeren und inneren Reinigung. Ein warmes Bad mit einem Ingweröl-Zusatz hilft zu entspannen und zu regenerieren. Der spezifische Duft wird zum einen über die Nase und den Geruchsnerv direkt an den Gefühlsbereich im Gehirn (limbisches System) geleitet, zum anderen auch über die Atemwege und die Haut aufgenommen. Ein Bad mit Ingweröl ist eine Wohltat für Körper, Geist und Seele, Verspannungen lösen sich und die Durchblutung wird gefördert. Selbst nach Beendigung des Badevergnügens bleibt ein Gefühl von innerer

Wärme, die Atmung wird gleichmäßiger und tiefer, die Gefäße weiten sich und das vegetative Nervensystem sorgt für Wohlfühlmomente.
Ein Fußbad ist übrigens mehr als nur Nasse-Füße-Kriegen. Zum einen wirkt es lokal und zum anderen reflektorisch im ganzen Körper. Probieren Sie es mit einem Ingweröl-Zusatz und erspüren Sie die vielfältigen Qualitäten des Öls. Besonders wohltuend ist das in der Erkältungszeit. Ansteigende Fußbäder sind das richtige Mittel bei Atemwegserkrankungen, Stirnhöhlenentzündung oder Gelenkbeschwerden.

Immer mit einem Emulgator kombinieren

Das Ingweröl verbindet sich, wie andere ätherische Öle auch, nicht automatisch mit dem Badewasser. Sie brauchen einen Lösungsvermittler, auch Emulgator genannt, mit dem Sie das Ingweröl verrühren. Die Ölbestandteile können sich so wesentlich besser im Wasser verteilen, wenngleich sie sich nicht vollständig mit Wasser vermischen lassen.

Je nach Konstitution reichen wenige Tropfen Ingweröl für ein Teil- oder Vollbad aus. Sie können das Öl mit 3 EL frischer Milch, Sahne, Salz oder Honig vermengen. Geben Sie aber das Gemisch erst dann dem Badewasser zu, wenn die Wanne fertig befüllt ist, damit sich so wenig Öl wie möglich schon vor dem Badevergnügen verflüchtigt. Wenn Sie eher eine trockene Haut haben, dann ist die fette Sahne besser geeignet als die Milch, denn sie spendet der Haut Feuchtigkeit.

Dosierung, Badedauer und Temperatur

Für ein Vollbad reichen 6 bis maximal 10 Tropfen des Ingweröls aus, für ein Fußbad sind 4 Tropfen in der Regel die richtige Dosierung.

Heiße und zu lange Bäder belasten den Kreislauf. Deshalb sollte die Wassertemperatur nicht höher als 38 °C sein und die Badedauer nicht länger als 20 Minuten betragen. Kinder und alte oder schwache Menschen sollten bei maximal 37 °C und für höchstens 10 Minuten baden.

Gut gegen kalte Füsse

Sobald die Temperaturen im Herbst fallen, beginnt die Zeit der kalten Füße. Das Eiszapfen-Empfinden an den Füßen ist nicht nur ein wahrer Schlafkiller, sondern auch Anzeichen für eine mangelnde Durchblutung. Wenn warme Wollsocken nicht mehr helfen, ist ein warmes Fußbad mit Ingweröl eine schnelle Hilfe, damit sich die Gefäße weiten und mehr warmes Blut durch die Füße zirkulieren kann.

Fußwanne
warmes Wasser
4 Tropfen ätherisches Ingweröl
2 EL Milch, Sahne oder Salz

- Die Fußwanne mit 36–38 °C warmem Wasser füllen.
- Maximal 4 Tropfen Ingweröl in Milch, Sahne oder Salz einrühren und die Mischung in das Wasser geben.
- Etwa 10–20 Minuten die Füße darin baden und bewusst die aufsteigende, wohlige Wärme genießen.
- Danach die Füße abtrocknen und in warme und locker sitzende Wollsocken packen.

Vor allem junge Menschen haben aufgrund einer verminderten Durchblutung häufig kalte Füße.

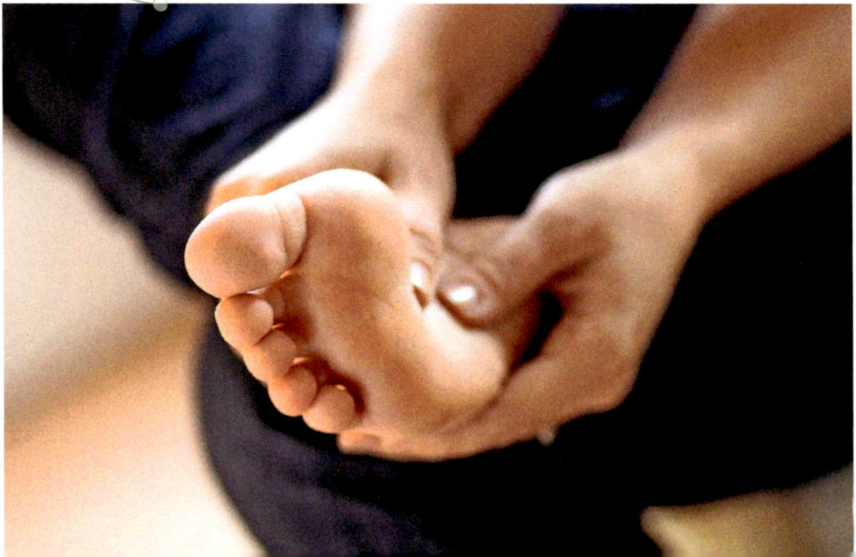

DURCHBLUTUNG IN DEN FÜSSEN FÖRDERN

Durchblutungsstörungen in den Füßen sind vor allem in der älteren Generation weit verbreitet. Meist entwickeln sie sich schleichend und machen sich durch blasse Haut, Kribbeln oder Schmerzen bei Belastung bemerkbar. Der gestörte Blutfluss kann durch Verkalkung der Gefäße bedingt sein. Raucher, Bluthochdruckpatienten und Menschen mit Diabetes Typ 2 und erhöhten Blutfettwerten sind häufiger davon betroffen.

Das Fußbad mit Ingweröl und Salz regt lokal die Blutzirkulation an und kann so die Schmerzen in den Beinen lindern. Das Öl pflegt die Füße und das Salz versorgt das Gewebe mit Mineralien und fördert die Ausleitung toxischer Stoffe über die Haut.

Fußwanne
warmes Wasser
4 Tropfen ätherisches Ingweröl
1 EL Basisöl
2 EL grobes Stein- oder Meersalz

- Die Fußwanne mit warmem Wasser füllen.
- Das Ingweröl mit dem Basisöl vermischen und in die Fußwanne geben.
- Das Salz hinzufügen und die Füße in die Wanne stellen.
- Die Salzkristalle setzen sich unten auf dem Wannenboden ab. Da sie sich relativ schnell auflösen, sollten Sie gleich zu Beginn die Fußsohlen sanft über die Salzkristalle reiben, ohne jedoch dabei die Haut zu verletzen. Das Fußpeeling mit dem groben Salz macht die Füße angenehm weich.
- Etwa 15 Minuten darf das Fußbad dauern.
- Danach die Füße abtrocknen und warme Wollsocken anziehen.

VARIANTE DES FUSSBADES BEI NIEDRIGEM BLUTDRUCK

Falls Sie einen niedrigen Blutdruck haben, können Sie dem Fußbad 2 Tropfen Rosmarinöl zugeben und die Dosis des Ingweröls um die Hälfte reduzieren.

Gegen unangenehmen Fußgeruch und antibakteriell wirken Pflanzenextrakte aus Ingwer und Salbei.

FUSSGERUCH, SCHWEISSFÜSSE, PILZBEFALL BEHANDELN

Schweißfüße sind weit verbreitet. Vor allem bei starker Hitze und beim Sport produzieren die Schweißdrüsen ein wässriges Sekret. Frischer Fußschweiß ist jedoch geruchsneutral. Erst durch die bakterielle Zersetzung entwickelt der Schweiß den unangenehmen und käsigen Geruch. Achten Sie bei einer Neigung zu Fußschweiß auf Schuhe und Socken mit atmungsaktiven Materialien.

Pflanzenextrakte aus Ingwer und Salbei sind wirksame und nebenwirkungsfreie Naturstoffe mit einem antibakteriellen Effekt und helfen so gegen Fußgeruch. Das ätherische Salbeiöl punktet auch mit einer schweißhemmenden Wirkung. Beide ätherischen Öle halten zudem Fußpilze in Schach, welche die Haut und die Nägel befallen können.

Fußwanne
warmes Wasser
2 Tropfen Ingweröl
2 Tropfen Salbeiöl
Emulgator nach Wahl (Milch, Sahne oder Meersalz)

- Alle Zutaten in einer Fußwanne mischen und für etwa 10 Minuten die Füße darin baden.
- Nach der Anwendung die Füße gut abtrocknen.

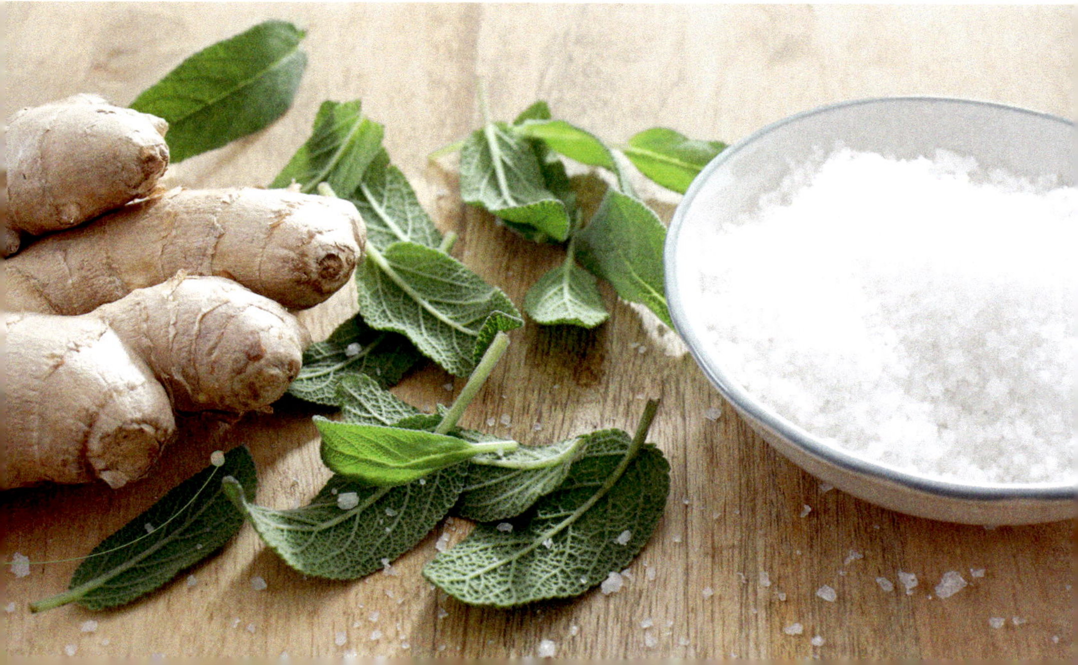

Ansteigendes Fussbad

Ein ansteigendes Fußbad ist das richtige Mittel bei unkomplizierten Harnwegsinfekten, beginnenden Erkältungskrankheiten (ohne Fieber) mit Halskratzen, Niesen und Frieren, bei chronischen Entzündungen der Nebenhöhlen und bei Einschlafstörungen. Es durchwärmt reflektorisch den ganzen Körper.

Da der Oberkörper während des Fußbads bedeckt bleibt, kann es sein, dass Sie dabei schwitzen. Dann sollten Sie die Kleidung anschließend wechseln.

Bei beginnenden Infekten oder chronischen Erkrankungen können Sie das Fußbad täglich anwenden; als vorbeugende Maßnahme und in der kalten Jahreszeit sowie als Einschlafhilfe alle 1–2 Tage.

Fußwanne
Thermometer
33 °C warmes Wasser
4 Tropfen ätherisches Ingweröl
Emulgator nach Wahl (Milch, Sahne oder Meersalz)
Thermoskanne mit heißem Wasser

- Das ätherische Ingweröl in einer Schale mit dem Emulgator mischen.
- Die Fußwanne nur zu drei Vierteln mit 33 °C warmem Wasser füllen, das Ingweröl mit dem Emulgator zugeben und dann beide Füße hineinstellen.
- Innerhalb von 15 Minuten vorsichtig so viel heißes Wasser aus der Thermoskanne zugießen, dass die Temperatur langsam auf 42 °C ansteigt.
- Nach dem Fußbad die Füße mit einem Handtuch kräftig abtrocknen und mindestens 20 Minuten im Bett nachruhen.

BITTE BEACHTEN Ansteigende Fußbäder sind nicht geeignet, wenn Sie starke Krampfadern entwickelt haben, bei Beschwerden des Venensystems wie Venenentzündungen und Thrombosen in der Vorgeschichte, bei starkem Bluthochdruck oder Herz-Kreislauf-Erkrankungen. Schwangere sollten auf heiße oder ansteigende Fußbäder verzichten, da diese einen Blutandrang im Unterleib bewirken. Aus diesem Grund kann ein ansteigendes Fußbad auch die Menstruationsblutung verstärken.

PEELING FÜR EIN FRISCHES HAUTBILD

Sie können dieses Ingweröl-Salz-Peeling während des Badens oder Duschens von Kopf bis Fuß mit Ausnahme der Schleimhäute und im Gesicht auf einer intakten Haut anwenden. Es durchblutet und wärmt die Haut und löst alte Hautschuppen ab. Vor allem an den Füßen bildet sich oft eine dicke Hornhaut, die Sie mit dem Peeling bearbeiten können.

2–3 EL Basensalz
1–2 Tropfen ätherisches Ingweröl
1 TL Basisöl

- Das Basensalz in eine kleine Porzellanschüssel geben.
- Ingweröl mit Basisöl in einer Schale mischen, das Gemisch zum Basensalz in die Schüssel geben und alles gut vermengen.
- Beim Duschen mit feuchten Händen den Körper mit dem selbst gemachten Peeling abrubbeln, ohne jedoch dabei die Haut zu verletzen.

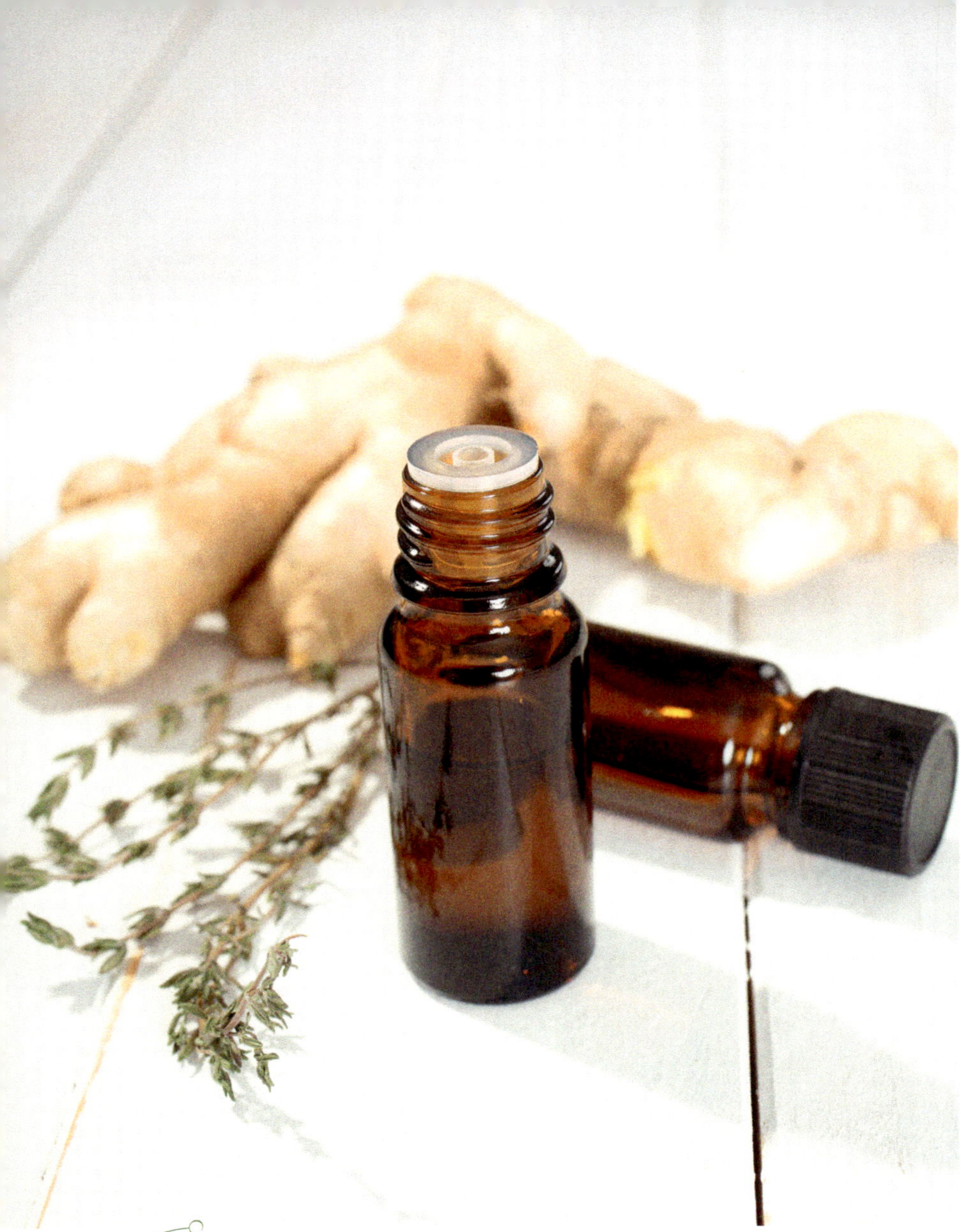

Neben Ingweröl regt auch ätherisches Thymianöl zum tiefen Durchatmen an und befreit die Schleimhäute in den Bronchien und Nebenhöhlen von Schleimansammlungen.

VOLLBAD BEI ERKÄLTUNG UND ZUR MUSKELENTSPANNUNG

Warme Vollbäder sind besonders in der Erkältungszeit sehr wohltuend. Damit können Sie eine beginnende Erkältung quasi „wegbaden". Durch die Wärme des Wassers und den Ingweröl-Zusatz werden die Haut und die Schleimhäute der Atemwege besser durchblutet und die Virenvermehrung gedrosselt. Nach sportlichen Aktivitäten entspannt das Bad die Muskulatur und beugt so einem Muskelkater vor oder lindert zumindest die Beschwerden.

500 g Meersalz
sauberes Schraubglas mit 750–1000 ml Volumen
8–10 Tropfen ätherisches Ingweröl

- Die Hälfte des Meersalzes in das Schraubglas füllen, das ätherische Ingweröl hineintropfen und dann das restliche Salz hinzugeben.
- Das Schraubglas verschließen und die Mischung gut durchschütteln.
- 1 Tasse des Badesalzes in die Wanne geben und dann die Wanne mit Wasser in der individuellen Wohlfühltemperatur füllen. Die Temperatur des Wassers hat einen entscheidenden Einfluss auf das Gelingen der Aufnahme der Mineralstoffe: Je wärmer das Wasser, umso besser funktioniert die Aufnahme.
- Die Badedauer sollte zwischen 15 und 30 Minuten betragen.

VARIANTE BEI ATEMWEGSERKRANKUNGEN

Mischen Sie außer den 5 Tropfen Ingweröl noch 5 Tropfen ätherisches Thymianöl mit zu dem Emulgator (Salz). Thymian regt zum tiefen Durchatmen an und befreit die Schleimhäute in den Bronchien und Nebenhöhlen von Schleimansammlungen. Dank des Ingweröls fühlen Sie sich auch nach Beendigung des Bades angenehm warm.

BITTE BEACHTEN Erkältungsbäder mit ätherischen Ölzusätzen eignen sich generell nicht für Kleinkinder bis zu einem Alter von 6 Jahren. Leiden Sie an einer Herz-Kreislauf-Erkrankung, an Asthma oder Venenerkrankungen, sollten Sie vor der Anwendung eines Vollbads einen Arzt befragen.

Das Saunavergnügen steigern

Im kalten Winter ist ein Saunagang genau das Richtige, um Wärme in den Körper zu bringen. Regelmäßiges Saunieren hat noch weitere positive Effekte auf die Gesundheit und das Wohlbefinden: Zum einen werden Giftstoffe durch das Schwitzen über die Haut ausgeschwemmt, denn Hitze und Dampf öffnen die Poren und so wird der Körper entschlackt und gereinigt. Zum anderen wird der Stoffwechsel angeregt, die Muskulatur gelockert, das körpereigene Immunsystem und das Herz-Kreislauf-System gestärkt und ganz allgemein auch das Wohlbefinden verbessert. Diese Effekte lassen sich durch Saunaaufgüsse mit den passenden Düften gezielt verstärken.

Saunaaufguss

Während eines Aufgusses werden portionsweise die heißen Steine des Saunaofens mit purem Wasser oder einer Mischung aus Wasser, Kräutern und ätherischen Ölen übergossen. Die natürlichen Duftstoffe von Kräutern oder ätherischen Ölen wirken positiv auf Körper und Psyche. Das Wasser erhöht die Luftfeuchtigkeit, was die Schweißproduktion und damit auch die Entgiftung über die Haut fördert. Optimalerweise wird der Aufguss dreimal wiederholt.

1 l Wasser
5 Tropfen ätherisches Ingweröl
3 Tropfen ätherisches Orangenöl

- Das Wasser in einen Messbecher geben.
- Ingweröl und Orangenöl in das Wasser tropfen und alles in den Aufgusskübel gießen.
- Da sich die ätherischen Öle nicht in Wasser lösen, sondern obenauf schwimmen, vor jedem Aufguss das Öl-Wasser-Gemisch mit der Schöpfkelle gut verwirbeln und dann sofort mit dem Aufgießen beginnen.

BITTE BEACHTEN Tropfen Sie ätherische Öle nie pur aus dem Fläschchen auf die heißen Saunasteine, da die Öle entzündlich sind.

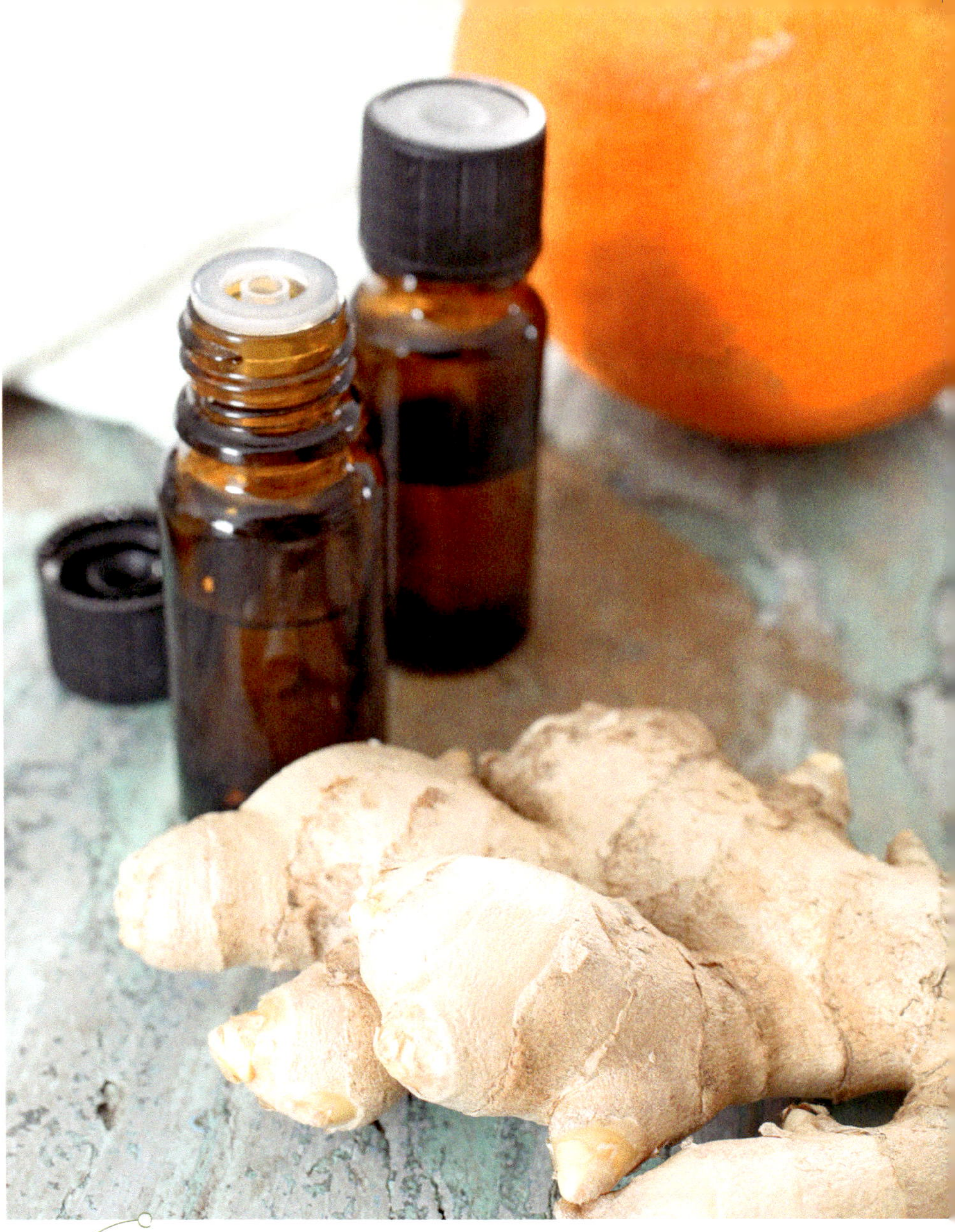

Ätherisches Öl bei Saunaaufgüssen wirkt positiv auf Körper und Psyche.

Kosmetik und Hautpflege

Die „grüne Kosmetik" ist immer mehr auf dem Vormarsch. Sie ist zu 100 % natürlich, kommt ohne Konservierungsstoffe und Tierversuche aus und steht zudem für weniger Konsum und eine saubere Umwelt.

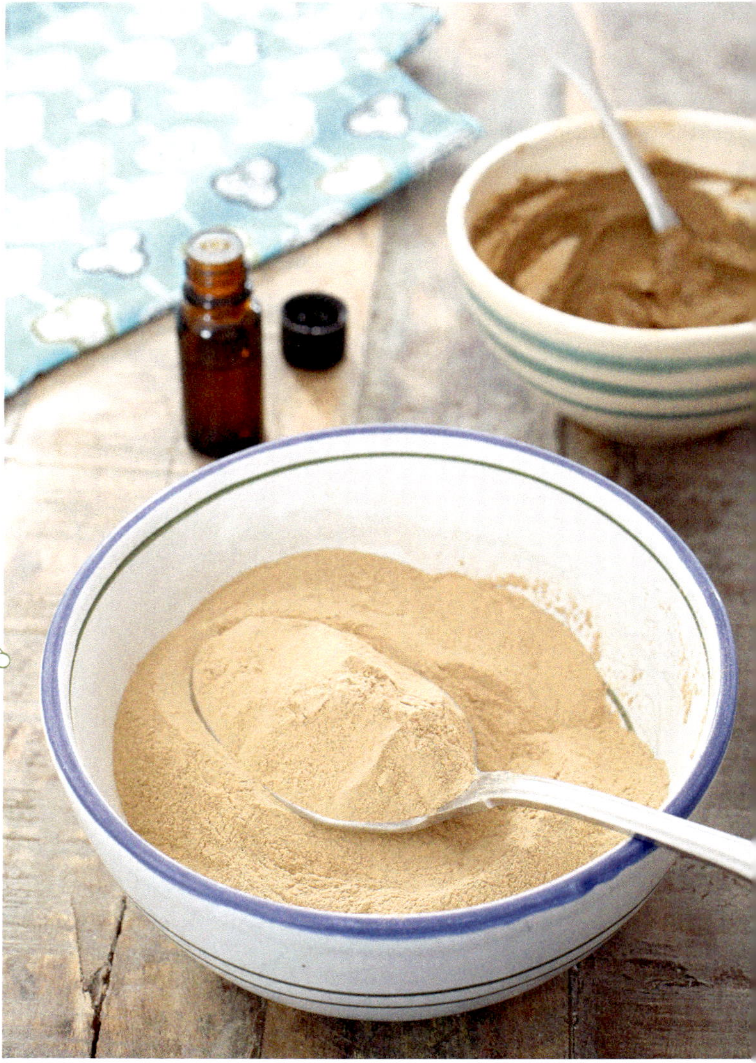

Für eine Gesichtsmaske die Heilerde mit Ingweröl und Wasser zu einem sämigen Brei verarbeiten.

Als Zusatz in Pflege- und Kosmetikprodukten ist das Ingweröl in kleinsten Mengen für eine entzündete Haut geeignet, da es desinfiziert und vor allem bei bakteriellen Infektionen der obersten Hautschicht die Heilung beschleunigt. Zudem verbessert das Öl das Hautbild und begünstigt einen frischen und strahlenden Teint. Es eignet sich für die Haarpflege und stimuliert das Haarwachstum.

BITTE BEACHTEN Jede Haut ist individuell und reagiert unterschiedlich. Bitte überprüfen Sie vor jeder Anwendung an einer kleinen Hautstelle auf der Unterseite des Innenarms, ob Sie die Produkte vertragen.

GESICHTSMASKE FÜR EINE ROSIGE HAUT

Diese Gesichtsmaske ist im Handumdrehen fertig. Das Ingweröl verbessert die Durchblutung der Haut und so wirkt das Hautbild insgesamt frischer, gesünder und strahlender. Die Heilerde ist basisch, dadurch hat sie eine gute Bindungskapazität. Sie bindet Säuren, beruhigt die Haut, kann den Juckreiz stillen, versorgt die Haut mit Mineralien und wirkt insgesamt antibakteriell.

3 EL Heilerde (möglichst fein gemahlen)
einige Spritzer Wasser
1 Tropfen ätherisches Ingweröl

- Die Heilerde mit dem Wasser zu einem sämigen Brei mischen.
- Nicht mehr als 1 Tropfen Ingweröl hinzugeben und gut unter den Heilerdebrei mischen.
- Die Maske auf die gereinigte Haut auftragen, dabei die Augen- und Mundpartie aussparen, und trocknen lassen.
- Mit lauwarmem Wasser abwaschen und die Haut anschließend mit einer leichten Gesichtscreme nachpflegen.

WASCHLOTION BEI HAUTUNREINHEITEN UND PICKELN

Mitesser und Pusteln (Pickel) treten meist im Gesicht auf und lassen sich dort nicht einfach verstecken. Sie sind jedoch nicht nur ein Problem der Teenagerhaut, sondern können auch Erwachsene plagen. Ein unregelmäßiges Hautbild mit Rötungen und Reizungen ist typisch für diesen Hautzustand. Mit einer selbst gemachten Lotion können Sie einfache Formen dieser unangenehmen Hauterscheinungen selbst behandeln. Ingweröl und Honig sind stark desinfizierend und unterstützen dadurch das Abklingen von Entzündungen und Akne.

1 EL Heilerde (möglichst fein gemahlen)
einige Spritzer Milch
1 TL flüssiger Honig
1 Tropfen ätherisches Ingweröl
Glas mit Schraubdeckel

- Alle Zutaten in das Glas füllen, umrühren und gegebenenfalls noch etwas Wasser hinzufügen, bis eine zähflüssige Konsistenz entstanden ist.
- Die Lotion als sanftes Peeling und zur Reinigung gründlich in die Haut einmassieren.
- Anschließend mit lauwarmem Wasser abspülen.

HALTBARKEIT

Bei Zimmertemperatur ist die Waschlotion 1–2 Tage haltbar; im Kühlschrank können Sie sie mehrere Tage lagern.

BITTE BEACHTEN Wenn Sie stärker von den Hauterscheinungen betroffen sind, sollten Sie einen Arzt oder Heilpraktiker aufsuchen. Vor allem bei therapieresistenten Hautproblemen kommen Ernährungsfehler, Fehlbesiedlungen im Darm oder ein hormonelles Ungleichgewicht in Frage. In diesen Fällen greifen naturheilkundliche Maßnahmen besonders gut.

Eine Waschlotion bei Hautunreinheiten und Pickeln ist schnell mit Heilerde, Milch, Honig und Ingweröl hergestellt.

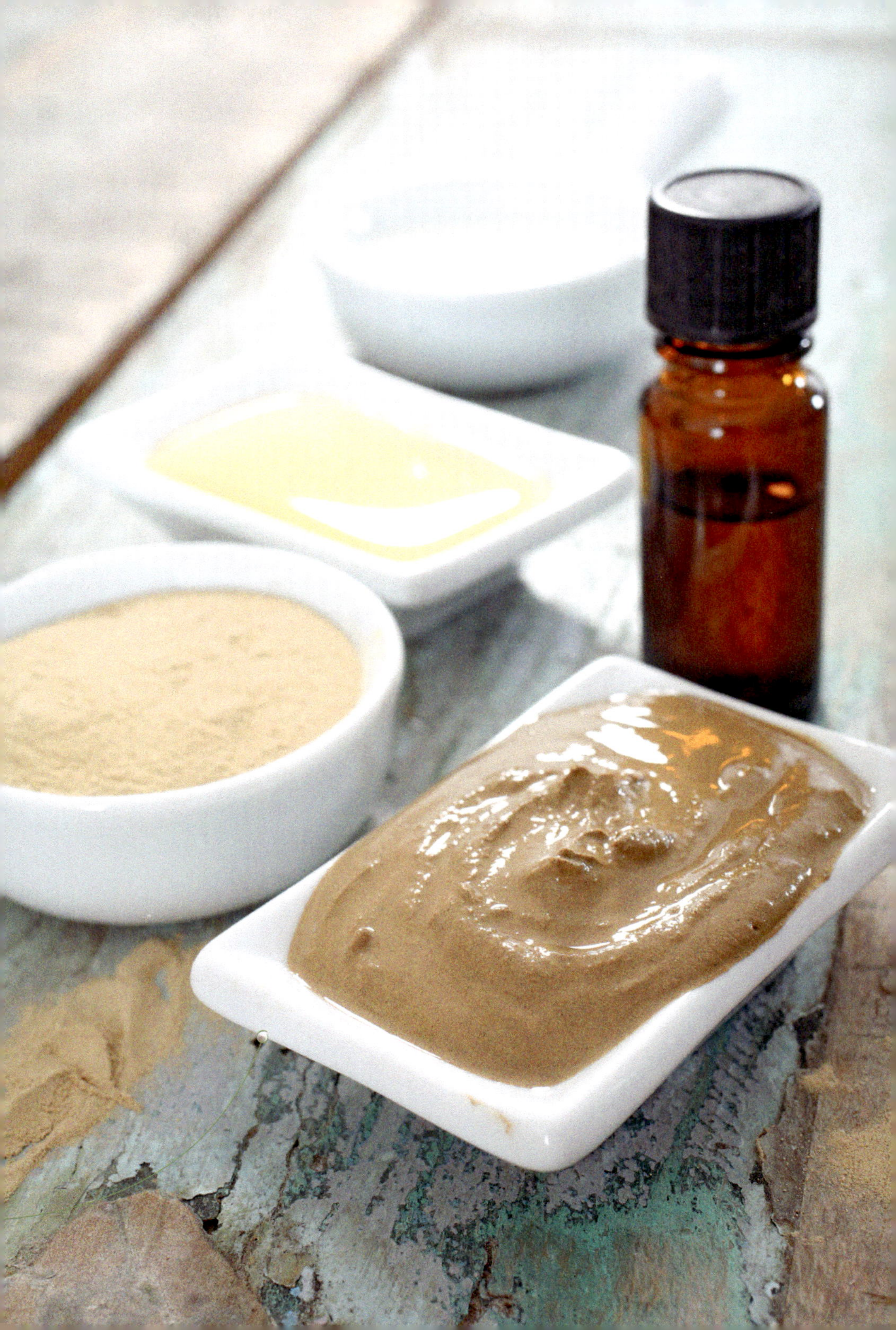

Entzündungshemmende Lotion

Hautausschläge – auch Exantheme genannt – können plötzlich an verschiedenen Stellen auftreten. Sie zeigen sich als Bläschen, Flecken oder Schuppen. Bitte lassen Sie plötzlich auftretende Hauterscheinungen immer ärztlich abklären, denn Grunderkrankungen wie die Schuppenflechte brauchen ein umfangreiches therapeutisches Konzept.

Als Erste-Hilfe-Mittel kann eine entzündungshemmende Lotion mit Leinsamen die Haut sowohl beruhigen als auch Schmerzen und Entzündungen zum Abklingen bringen.

70 ml Kokosmilch
30 ml Kokosfett
1 TL Leinsamen
1–2 Tropfen ätherisches Ingweröl
1 Tiegel oder Gläschen mit mindestens 125 ml Volumen

- Kokosmilch, Kokosfett und Leinsamen in einen kleinen Topf geben und zum Kochen bringen. Zugedeckt weitere 15 Minuten auf kleiner Flamme köcheln lassen.
- Nun den Leinsamen durch ein gröbermaschiges Sieb abseihen.
- Wenn das Gemisch abgekühlt ist, das Ingweröl dazugeben, alle Zutaten gut vermengen und in das Tiegelchen füllen.
- Die Lotion zum Pflegen auf die entzündete Haut auftragen.

HALTBARKEIT

Im Kühlschrank aufbewahrt ist die Lotion höchstens 2 Monate haltbar.

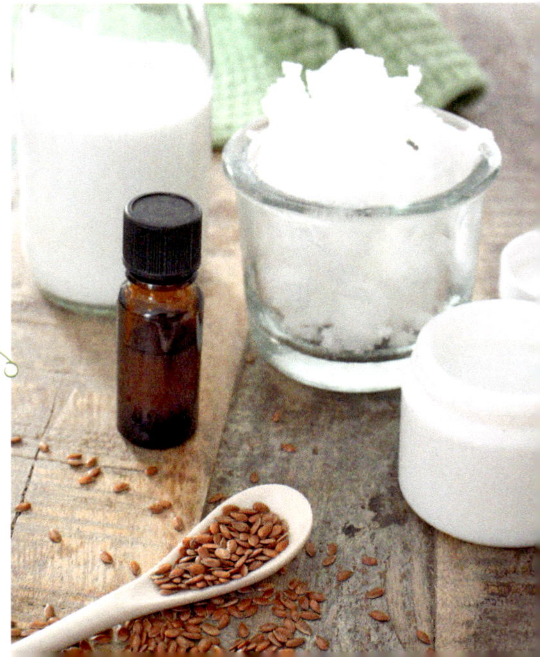

Eine Lotion aus Ingweröl, Leinsamen sowie Kokosmilch und -fett wirkt entzündungshemmend.

Gesichtswasser gegen Hautalterung

Das Gesichtswasser belebt und durchblutet die Haut und erste Fältchen verschwinden nach einiger Zeit. Auf die Haut aufgetragen hat Ingweröl lokal eine stoffwechselanregende Wirkung und unterstützt die Haut bei der Ausscheidung von Toxinen, die beispielsweise durch das Rauchen (Nikotin) und andere Schadstoffquellen in die Haut gelangen. Das beugt nicht nur einer Hautalterung vor, sondern hat zudem einen reinigenden und klärenden Effekt.

100 ml Wasser
1 Tropfen ätherisches Ingweröl
Pumpzerstäuber

- In einer Glasschale Wasser und Ingweröl verrühren.
- Die Mixtur in den Zerstäuber füllen.
- Vor jeder Anwendung gut schütteln. Ein paar Sprühstöße auf die gereinigte Haut auftragen und einige Minuten einwirken lassen.
- Danach mit kaltem Wasser abspülen.

HALTBARKEIT

Das Gesichtswasser enthält keinen Alkohol und keine Konservierungsstoffe. Daher hat es nur eine begrenzte Haltbarkeit von 1 Woche.

Hautspray – belebt und weckt müde Geister

Apfelessig kennen Sie vielleicht als Zusatz bei Detox-Kuren, denn innerlich eingenommen regt er die Nieren zur Produktion von mehr Urin und damit zu einer vermehrten Ausscheidung wasserlöslicher Toxine an. Apfelessig wirkt insgesamt aktivierend, äußerlich kann er zusammen mit dem Ingweröl-Zusatz als belebendes Hautspray verwendet werden.

Pumpzerstäuber mit 125 ml Volumen
30 ml Apfelessig
70 ml destilliertes Wasser
1–2 Tropfen ätherisches Ingweröl

- Den Essig und das Wasser direkt in den Zerstäuber füllen, das Ingweröl dazugeben, die Flasche gut verschließen und alle Zutaten gut schütteln.
- Bei Bedarf 1–2 Sprühstöße auf das Gesicht auftragen und einige Minuten einwirken lassen. Dann abwaschen.
- Man kann das Hautspray aber auch auf der Haut lassen.

HALTBARKEIT

Im Kühlschrank gelagert ist das Spray gut 3 Monate haltbar.

SHAMPOO BEI HAARAUSFALL UND SCHUPPENBILDUNG

Weil Ingweröl die Durchblutung der Kopfhaut fördert, kann es auch allen Shampoos zugesetzt werden. Die bessere Blutversorgung kann die Haarfollikel stimulieren und so das Wachstum der Haare anregen. Gleichzeitig reguliert das Öl die Talgproduktion und ist deshalb wirksam gegen fettige Kopfhaut.

1 Tropfen ätherisches Ingweröl
ein Shampoo, das Sie gerade zur Hand haben

- In einem kleinen Schälchen das Ingweröl mit dem Shampoo verrühren und die Haare wie gewohnt waschen.

VERTRÄGLICHKEIT TESTEN

Bei sensibler Haut können Sie vor Verwendung auf der Kopfhaut von dem Shampoo-Gemisch eine kleine Menge auf die Innenseite der Unterarme auftragen und 30 Minuten abwarten. Zeigen sich keine Hautveränderungen, ist das selbstgemachte Shampoo in der Regel auch auf der Kopfhaut verträglich.

BITTE BEACHTEN Wenn sich die Beschwerden nicht bessern, auf jeden Fall einen Heilkundigen aufsuchen, der möglichen Ursachen auf den Grund geht.

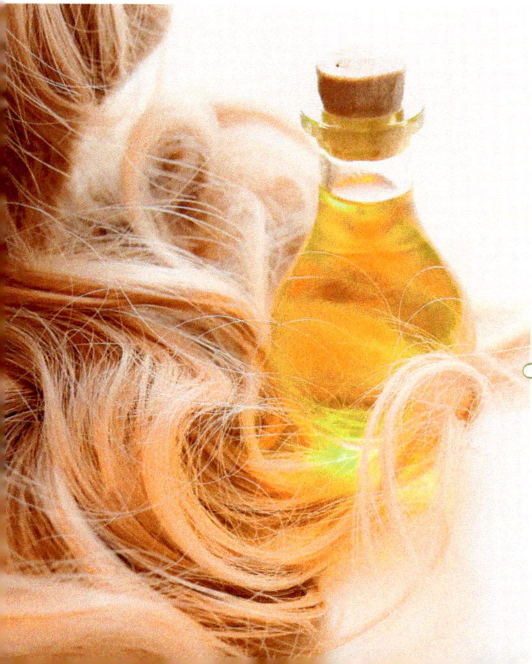

Ein Tropfen Ingweröl in Ihrem Shampoo regt das Wachstum der Haare an.

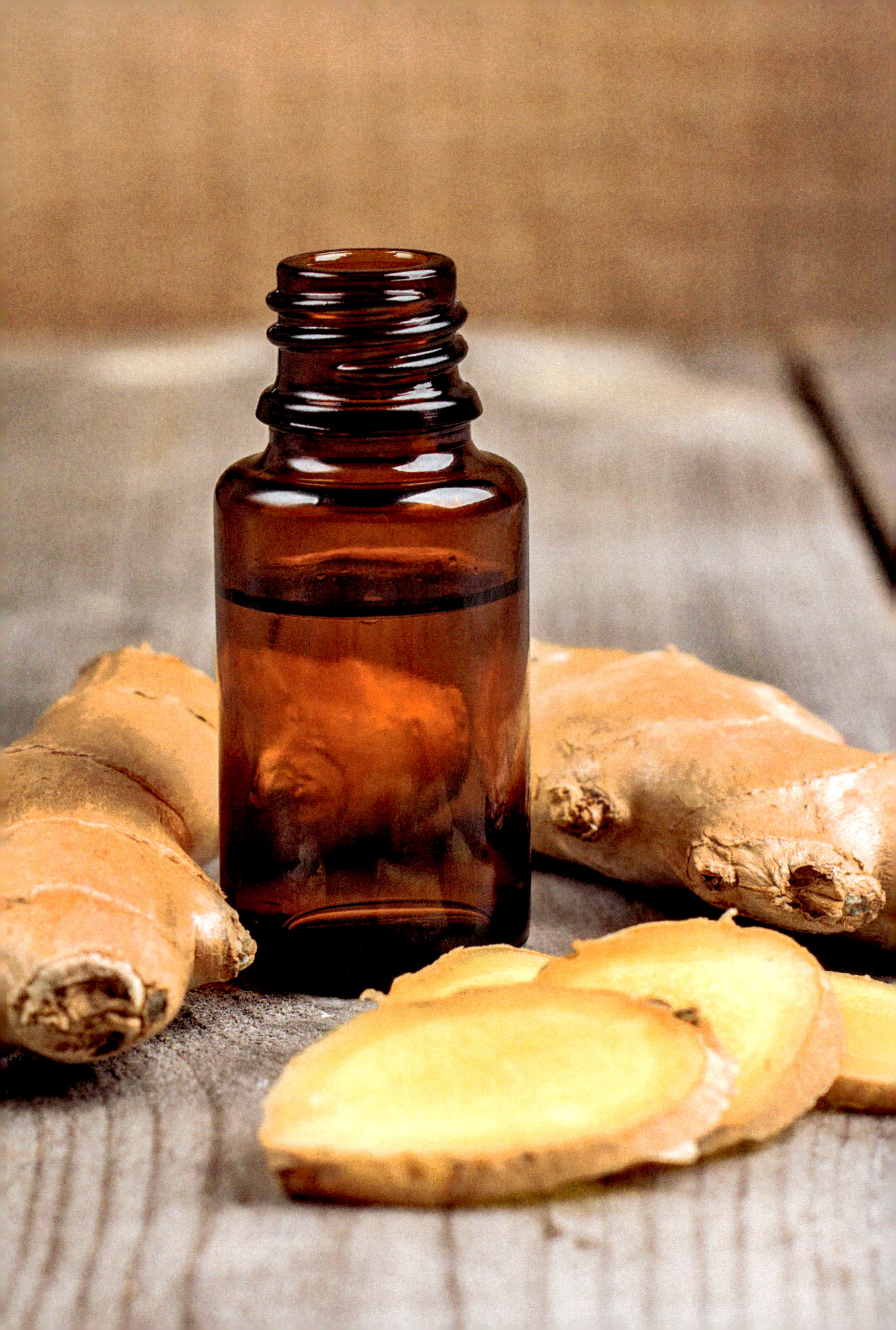

Innere Anwendungen

Neben der äußeren Anwendung kann das Ingweröl auch vielfältig für innere Anwendungen genutzt werden. Neben der bekannten antigrippalen Wirkung kann es ebenfalls bei Reizdarm-Beschwerden helfen, als starkes Antioxidans wirken oder als Gewichtsstabilisator fungieren.

Die Frage, ob ätherische Öle zur inneren Anwendung geeignet sind, stellt sich immer wieder. Auch hier gibt es wie vielfach in der Medizin Befürworter und Gegner. Während in Frankreich die meisten Aromatherapeuten die innere Anwendung befürworten und auch vielfach praktizierten, sind die deutschen Therapeuten und Hersteller generell etwas vorsichtiger mit ihren Empfehlungen. Die Frage nach dem Ja oder Nein lässt sich nicht pauschal beantworten, da es auf den Zweck der Anwendung, die Dosierung und die Qualität der verwendeten Öle ankommt. Eine vertrauenswürdige Bezugsquelle und Öle aus kontrolliert biologischem Anbau gehören zu den Qualitätsanforderungen für die Einnahme.

Die Hersteller oder Vertreiber der ätherischen Öle müssen auf den Produkten angeben, nach welchen Richtlinien sie ihr Produkt in den Handel bringen. Manche sind für die Anwendung als Raumbeduftung zugelassen, andere zur Anwendung auf der Haut oder als Badezusatz und eine weitere Gruppe zur Aromatisierung von Lebensmitteln und damit auch zur inneren Einnahme.

Innerlich eingenommen gelangen ätherische Öle relativ schnell über die Darmschleimhaut und über die in der Leber gebildeten Umbauprodukte ins Blut. Deshalb müssen sie sehr vorsichtig dosiert werden. 1 Tropfen ätherisches Öl, maximal zwei- bis dreimal pro Tag eingenommen, reichen in der Regel für Erwachsene aus. Für Säuglinge, Kleinkinder, Schwangere und Stillende ist diese Form der Anwendung ohnehin tabu.

Das Ingweröl besteht, wie andere ätherische Öle auch, vermutlich aus mehreren Hundert natürlichen Substanzen. Es enthält Substanzen wie Linalool oder Geraniol, die zu den sogenannten Allergenen zählen. Diese Stoffe sind isoliert betrachtet für einige Menschen nicht zuträglich, jedoch wirken sie im Verbund immer anders als allein eingenommen. Falls Sie zu den sensiblen Anwendern gehören, sollten Sie das Produkt zuvor auf der Haut testen (siehe Seite 22) oder auf die innere Anwendungsform verzichten.

BITTE BEACHTEN Ingweröl darf niemals unverdünnt eingenommen werden. Sie können einen Tropfen auf einen Teelöffel Honig oder Agavensirup träufeln, anschließend das Gemisch in den Mund nehmen, gut einspeicheln und anschließend schlucken. Wenn Sie mit der Einnahme von Ingweröl vertraut sind, dann können Sie auch mal einen Tropfen auf den Handrücken geben und diesen im Mund gut einspeicheln und damit verdünnen. Erst dann vorsichtig schlucken. Bitte bedenken Sie, dass das Ingweröl einen intensiven Geschmack hat, der auch einige Zeit im Mundraum anhält.

Erkältung bzw. grippaler Infekt

Ingwer ist in vielen Varianten der Superstar bei Erkältungskrankheiten (auch grippale Infekte genannt). Nach der Lehre der Traditionellen Chinesischen Medizin (TCM) gehört Ingwer zu den warmen bis heißen Heilpflanzen. Diese fördern die Durchblutung und die Schweißbildung. Dieses spezifische Wirkspektrum ist vor allem bei beginnender Erkältung von Nutzen, wenn das Frösteln und das Kältegefühl vorherrschen.

Meist sind Viren Auslöser von Erkältungskrankheiten, die häufig die oberen Atemwege befallen. Die Nasenschleimhäute produzieren dann vermehrt Schleim oder schwellen an, Halsschmerzen, Schluckbeschwerden und eine verminderte Leistungsfähigkeit gesellen sich oft dazu. Diese Infekte verlaufen im Vergleich zur Echten Grippe vergleichsweise harmlos und treten vermehrt in der kalten Jahreszeit auf. Ein geschwächtes Immunsystem, ausgelöst durch körperlichen oder psychischen Stress, Schlafmangel, exzessiven Sport oder einseitige Ernährung, erhöht das Risiko für diese Erkrankungen.

Die bakterienabtötenden Antibiotika sind bei diesen Beschwerden in den seltensten Fällen sinnvoll – davon ausgenommen sind bakterielle

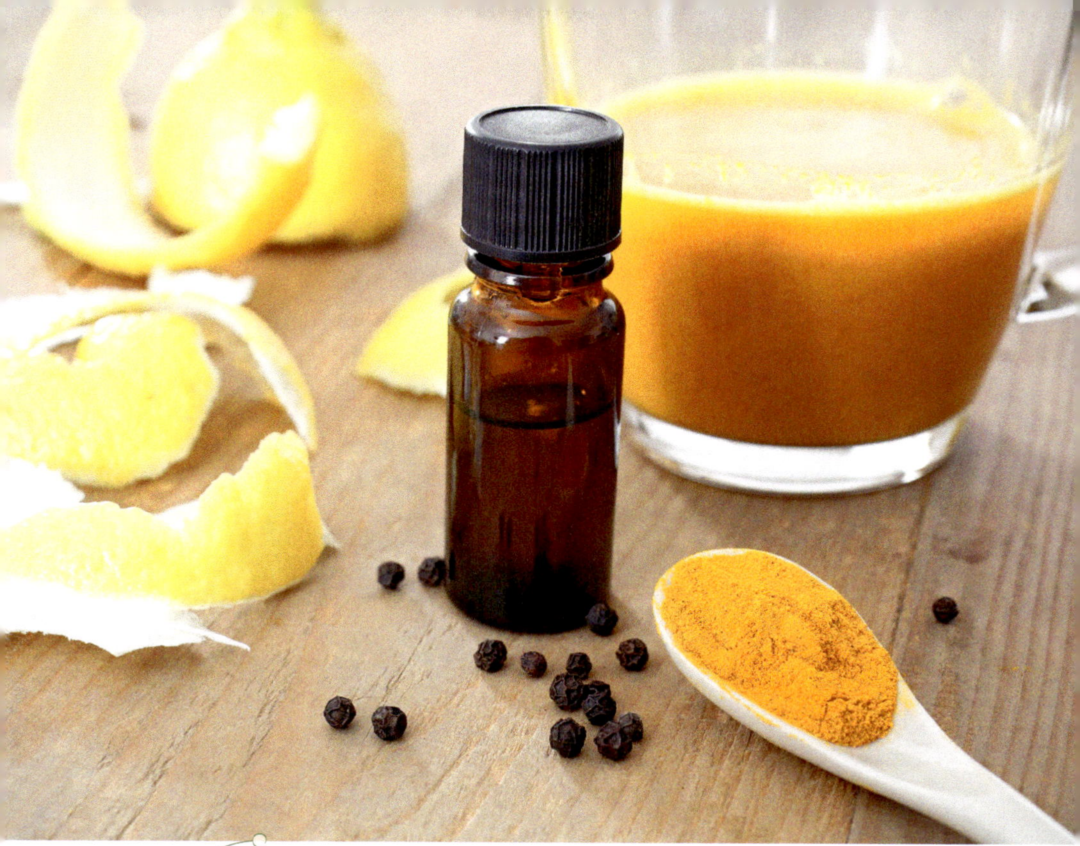

Ein Trunk mit Ingweröl, Kurkuma und Pfeffer stimuliert das Immunsystem und kann eine Erkältung verhindern (siehe Seite 86).

Zweitinfektionen. Antibiotika können bei Erkältungskrankheiten die Beschwerden in der Regel weder lindern, noch machen sie gesund. Im Gegenteil: Sie greifen auch die natürliche Darmflora an und die Gefahr der Entwicklung von Resistenzen steigt mit jeder Antibiotikaeinnahme.

Ingweröl dagegen enthält einige Inhaltsstoffe, für die in wissenschaftlichen Untersuchungen antimikrobielle Eigenschaften bestätigt wurden, sie wirken also auch gegen Viren. Zudem hemmt es Entzündungsprozesse, lindert den Hustenreiz, löst den Schleim und fördert die Wärmeproduktion bis hin zur Schweißbildung.

Erkältungshelfer

Egal ob Sie sich einen grippalen Infekt (Erkältung), Schnupfen, Halsschmerzen oder Husten eingefangen haben, der Ingweröl-Honig lindert Ihre Beschwerden, ist schnell zubereitet und kann praktisch in alle Tees mit eingerührt werden.

Wenn die Nase läuft und der Hals kratzt, greifen Sie vielleicht intuitiv zu Honig. Das „flüssige Gold“ legt sich wie ein dünner Film über die gereizte Schleimhaut und mildert so Hustenanfälle. Gleichzeitig verhindert der Honig einen weiteren Keimbefall und versorgt den Körper mit Vitaminen, Enzymen und Mineralstoffen.

Das ätherische Ingweröl wirkt auf die Atemwege schleimlösend und antimikrobiell. Es lockert außerdem die Bronchialmuskulatur und somit können die Flimmerhärchen in den Atemwegen den zähen Schleim leichter abtransportieren.

500-g-Glas mit möglichst flüssigem Imkerhonig
8–10 Tropfen ätherisches Ingweröl

- Das Ingweröl in das Glas mit dem Honig tropfen und beide Zutaten gut mit einem Holzlöffel vermischen.
- Von dem fertigen Ingweröl-Honig täglich bis zu 3 TL in ein Heißgetränk wie zum Beispiel Ingwertee (siehe Seite 99) rühren.

BITTE BEACHTEN Geben Sie den Honig nicht sofort in das heiße Getränk. Um die hitzeempfindlichen Enzyme zu erhalten, darf die Temperatur nicht über 40 °C liegen. Zudem ist auch ätherisches Ingweröl hitzeempfindlich und verliert bei hohen Temperaturen einen Teil seiner Heilkräfte.

INGWERTEE

Eine Ingwerknolle – möglichst aus biologischem Anbau – erst kurz vor der Zubereitung dünn aufschneiden. Den Ingwer mit siedend heißem Wasser aufgießen. Je länger die Ziehzeit, desto schärfer wird der Tee. 5 Minuten sollte der Tee aber auf jeden Fall ziehen.

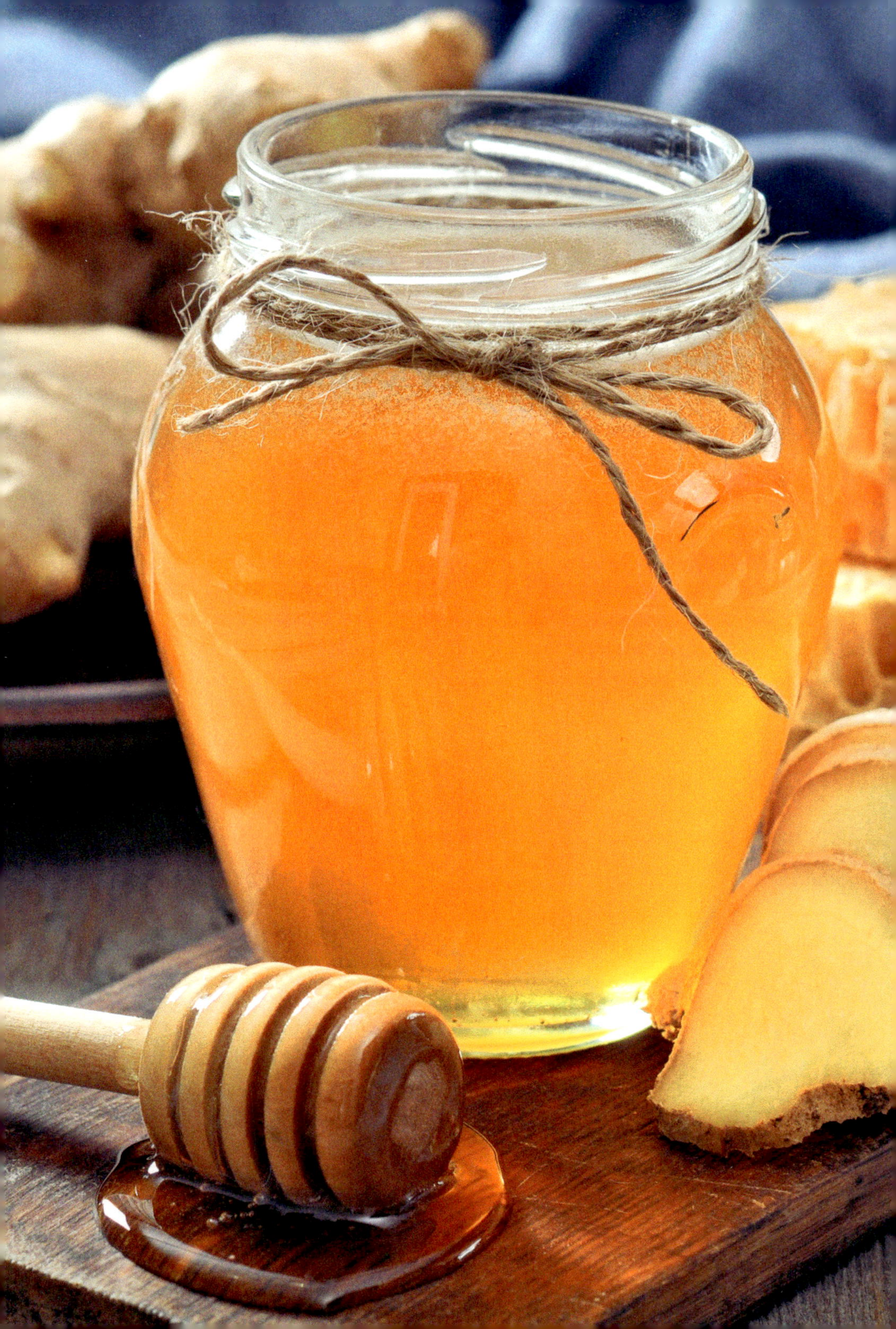

Wenn eine Erkältung droht

Ein Trunk mit einem Ingweröl-Zusatz und weiteren wärmenden beziehungsweise immunstimulierenden Zutaten kann zu Beginn einer Erkältung genau die richtige Anwendung sein. Der Ingweröl-Trunk hilft gegen Frösteln, da er die Durchblutung anregt. Er reduziert zahlreiche Mikroorganismen und stimuliert zudem das Immunsystem.

1 Bio-Zitrone
100 ml siedendes Wasser
1–2 Tropfen ätherisches Ingweröl
1 TL Kurkuma, gemahlen
1 Prise Salz
1 Prise schwarzer Pfeffer

- Die Zitrone schälen und die weiße Haut mit einem Messer entfernen. Klein schneiden, mit dem heißen Wasser in einen Mixer geben und fein pürieren.
- Nun das Ingweröl und die restlichen Gewürze hinzugeben, alles nochmals gut vermengen, sofort in einen Trinkbecher einfüllen und den Erkältungstrunk schluckweise genießen.

Anregung der Entgiftungsfunktion

Beim Entgiften oder Detoxen geht es immer um Loslassprozesse. Damit beispielsweise Abgase, Feinstaub, Schwermetalle (z. B. Quecksilber und Zinn im Almagam), Aluminium, Medikamentenrückstände, Formaldehyd oder Pflanzenschutzmittel im Körper abgebaut und ausgeschieden werden können, müssen die Entgiftungsorgane Leber, Nieren, Lymphe und Darm gut funktionieren. Während vor einigen Jahrzehnten beispielsweise noch schwarzer Rauch aus vielen Kaminen emporstieg und die Schadstoffbelastung somit sichtbar und auch riechbar war, sind die Gifte heutzutage meist in Größenordnungen im Nanopartikelbereich unterwegs. Weniger geworden sind sie aber keineswegs. Im Gegenteil: Die Schadstoffbelastungen wachsen stetig und führen häufig zu einer Überforderung der Organfunktionen. In der Folge können chronische Entzündungen und Schmerzen entstehen; aber auch anhaltende Erschöpfung, ein vermehrtes Auftreten von Autoimmunerkrankungen sowie unspezifischer Verdauungsbeschwerden aufgrund einer Fehlbesiedelung im Darm sind zu beobachten.

Ein Gemüsesaft mit Ingweröl regt die Leber- und Nierentätigkeit sowie das Lymphsystem an.

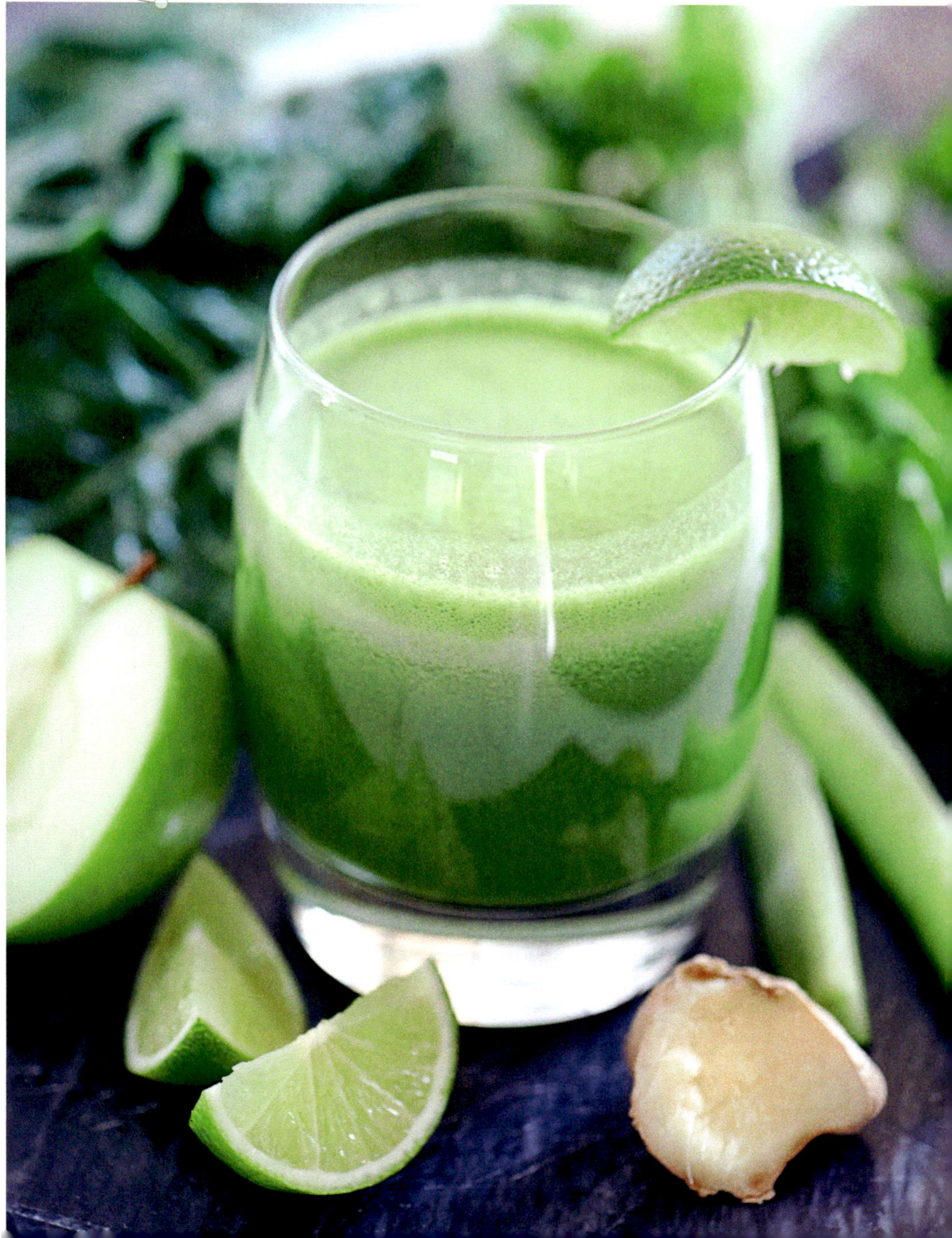

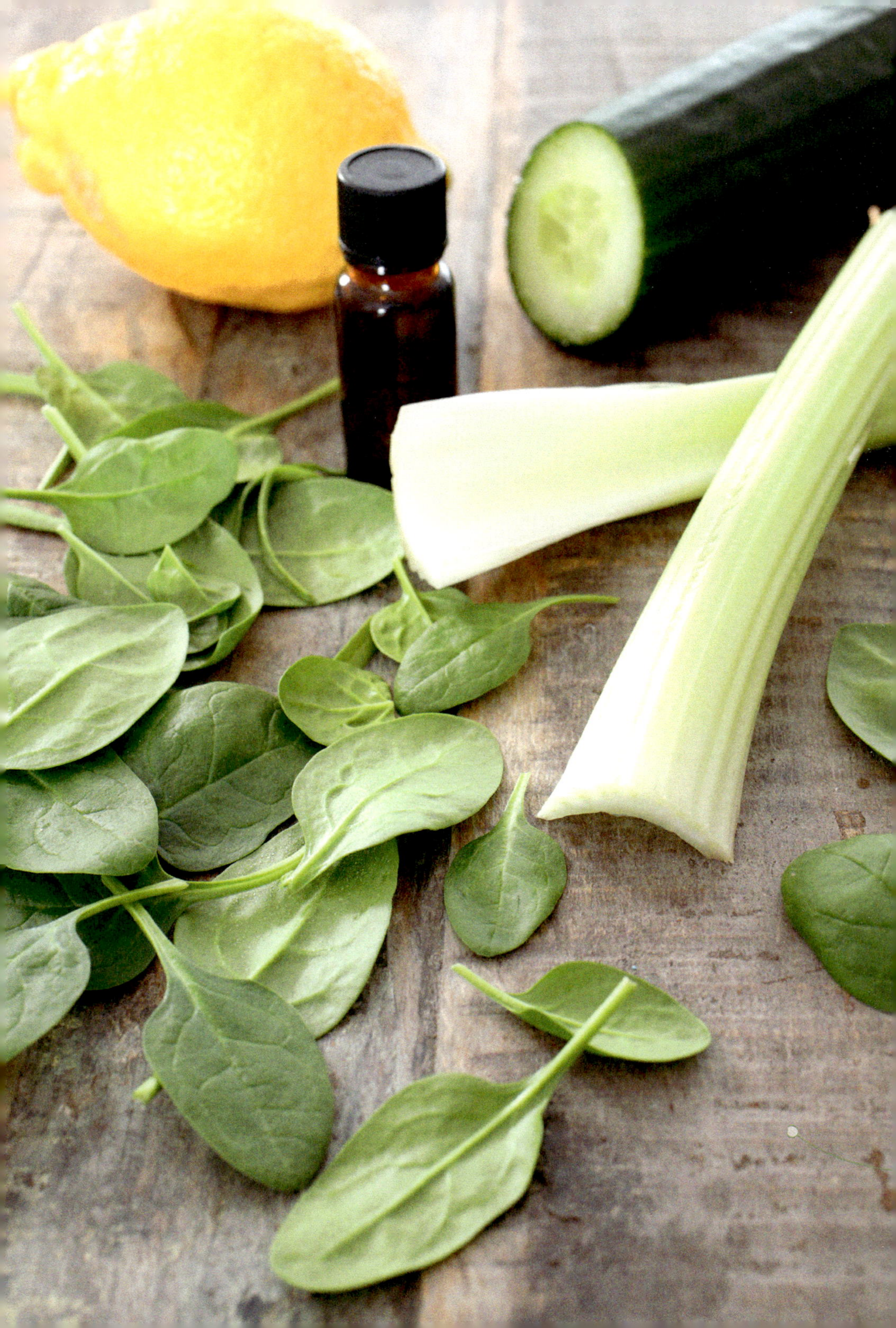

Ausleiten mit Detox-Gemüsesaft

Das Ausleiten von fettlöslichen wie auch wasserlöslichen Giftstoffen ist die Domäne der Naturheilkunde. Wegen seiner aktivierenden Eigenschaften ist Ingweröl dafür gut geeignet. Der Gemüsesaft regt die Leber- und Nierentätigkeit sowie das Lymphsystem an.

Entsafter
½ Staudensellerie
¼ Salatgurke
1 kleine Handvoll Spinat oder Babyspinat
½ Zitrone
1 Tropfen ätherisches Ingweröl

- Staudensellerie, Gurke und Spinat putzen, grob hacken und in den Trichter des Entsafters geben. Nun den Entsafter starten und den Saft im Auffangbehälter auffangen.
- Am Schluss den Saft der Zitrone und das Ingweröl zugeben, alles kräftig verrühren, in ein Trinkglas geben und sofort schluckweise trinken.
- Der Saft wird roh getrunken und nicht erhitzt. Somit bleiben viele bioaktive Stoffe erhalten.
- Am günstigsten ist es, den Saft nüchtern am frühen Morgen zu trinken und etwa 30 Minuten bis zum Frühstück zu warten.

Ein Detox-Gemüsesaft hilft beim Ausleiten von fettlöslichen wie auch wasserlöslichen Giftstoffen.

Reizdarm und Darmdysbiose

Chronische Bauchschmerzen, Blähungen, Völlegefühl, ein Wechsel von Durchfall und Verstopfung sind immer häufiger auftretende Beschwerden, mit denen sich Patienten in den naturheilkundlichen Praxen vorstellen. Wenn die Ergebnisse aus der Untersuchung von Blut oder Gewebe keine eindeutigen Befunde und keine chronisch-entzündliche Darmerkrankung ergeben, dann wird die Diagnose Reizdarm gestellt. Allein in Deutschland sind mehrere Millionen Menschen davon betroffen; Frauen noch häufiger als Männer. Wenn überhaupt, dann bekommen Sie in den schulmedizinisch geführten Praxen noch den Hinweis, auf blähende Speisen wie Kohlgemüse und Zwiebeln zu verzichten und möglicherweise werden Sie auch an einen Psychotherapeuten verwiesen. Die quälenden Beschwerden ändern sich jedoch dadurch meist nicht.

SAFTVARIANTEN

Sie können das zuvor aufgeführte Saftrezept auch noch mit Wildkräutern modifizieren. Falls Sie Ihre Nierentätigkeit noch stärker aktivieren möchten, geben Sie noch zusätzlich eine Handvoll Brennnesselblätter mit in den Entsafter. Das steigert die Urinbildung und damit die Ausscheidung wasserlöslicher Toxine. Löwenzahnblätter und auch die Löwenzahnwurzel sind leberaktivierende Pflanzenteile und helfen, die fettlöslichen Toxine über die Galle und den Darm auszuscheiden. Sowohl die Brennnessel als auch der Löwenzahn wachsen fast überall in der Natur. Der Sammelplatz sollte aber in ausreichender Entfernung zu Straßen, Industriegebäuden oder Hundeauslaufstrecken sein. Und falls Sie fernab von naturbelassenen Wiesen und Feldern wohnen: Brennnesselsaft wie auch Löwenzahnsaft gibt es in Reformhäusern und Apotheken. Die Dosierung entnehmen Sie bitte dem Beipackzettel. Meist sind jedoch 15–20 ml ausreichend für eine Portion.

Hinter dem sogenannten Reizdarm verbergen sich oftmals Nahrungsmittel-Intoleranzen: Beispielsweise werden dann Fruktose, Sorbit, Laktose oder Histamin nicht gut vertragen. Diese Unverträglichkeiten können durch eine Fehlbesiedelung des Darms mit pathogenen Keimen hervorgerufen werden. Etwa 2,5 kg an Bakterien tummeln sich grob geschätzt bei uns im Darm mit einer Artenvielfalt von etwa 450 Species.

Die Diagnostik und Therapie einer massiven Darmdysbiose ist aufwendig, relativ teuer und sehr individuell. Dieses Thema würde den Rahmen dieses Buches eindeutig sprengen. Jedoch kann Ingweröl neben probiotischen Keimen und einer Ernährungsumstellung ein Baustein sein, um das wichtigste immunologische Organ – den Darm – wieder in Balance zu bringen. Man geht heute davon aus, dass sich im Darm etwa 70–80 % unserer Immunzellen befinden. Und ein gesundes Immunsystem ist nun mal der beste Schutz vor Infekten, Autoimmunprozessen und sogar neurologischen Störungen. Es gibt bis dato einige Forschungsergebnisse, die darauf hinweisen, dass die moderate Einnahme von Ingweröl – wir sprechen hier von 1–2 Tropfen täglich – pathogene Keime im Darm in Schach halten kann. Somit können sich auch Darmkrämpfe und weitere gastrointestinale Störungen wieder bessern, da auch die Darmperistaltik, also die Muskelbewegungen des Darms zum Vorwärtstransport des Darminhalts, wieder in Harmonie kommen kann.

BITTE BEACHTEN Ingweröl ist bei einem akuten Schub einer chronisch-entzündlichen Darmerkrankung nicht für die innere Einnahme geeignet. Das scharfe Öl würde die stark entzündeten Schleimhäute noch mehr reizen. Hier braucht es die Unterstützung eines naturheilkundlich orientierten Mediziners, um eine geschädigte Darmflora wieder aufzubauen.

NATÜRLICHE VERDAUUNGSHILFE BEI VERSTOPFUNG

Sie kennen das vermutlich: Probleme mit der Verdauung nach einem Festessen. Wenn der Bauch wegen Blähungen drückt, das Völlegefühl vorherrscht und der Stuhl nicht vorwärts rutschen will, kann das die ganze Stimmung vermiesen.

Die naturheilkundlichen Grundpfeiler für eine geregelte Verdauung sind ausreichendes Trinken, viel Bewegung, genügend Entspannungspausen und eine ausgewogene Ernährung. Beachten Sie diese Punkte, tun Sie schon viel für Ihren Darm. Und wenn Sie doch mal über die Strenge geschlagen haben, kann das nachfolgende Rezept Linderung bringen.

Aber der Trunk hilft auch beim Aufbau der Darmflora. Ätherisches Ingweröl ist eines der besten natürlichen Heilmittel für Verdauungsbeschwerden. Es verbessert die Eiweißaufspaltung und unterstützt die Verdauungsorgane. Der Trunk hat noch weitere Zutaten wie darmfreundliche Milchsäurebakterien und wohlschmeckenden Pflaumensaft mit Vitaminen, Mineralien und Sorbit, die den Darm in Schwung bringen.

100 ml naturtrüber Pflaumensaft (möglichst Bioqualität)
100 ml Kanne Brottrunk (mit Milchsäurebakterien)
2 Tropfen ätherisches Ingweröl

- Die Zutaten in einem Becher vermischen und den Trunk schluckweise am besten 1 Stunde nach dem Essen genießen.

BITTE BEACHTEN Der Verdauungstrunk hilft Menschen mit trägem Darm. Er ist weniger geeignet für Menschen mit einer Neigung zu einer beschleunigten Darmpassage.

Jungbrunnen und starkes Antioxidans

Das Geheimnis ewiger Jugend zu lüften, ist uns noch nicht gelungen, aber die meisten Menschen möchten das Altern doch so lange wie möglich hinauszögern. Etwa 60 % der Faltenbildung sind erblich bedingt, aber die restlichen 40 % können Sie beeinflussen, indem Sie sich mäßig in der Sonne aufhalten, aufs Rauchen verzichten, den Stress soweit als möglich reduzieren und die Ernährung abwechslungsreich und gesund gestalten. Möglichst mit frischen Zutaten zubereitet, reich an Vitaminen, Spurenelementen und sekundären Pflanzenstoffen sollte diese sein. Fast Food und industriell verarbeitete Nahrung erfüllen diese Kriterien nicht.

Tatsächlich wird Ingwer wie auch Ingweröl als Anti-Aging-Mittel gehandelt. Das ist keineswegs an den Haaren herbeigezogen, schließlich besitzt Ingweröl jede Menge antioxidative Stoffe, die freie Radikale in Schach halten und deshalb dem Zerstörungsprozess von Zellen vorbeugen. Freie Radikale sind äußerst reaktionsfreudige und gefährliche Stoffwechselprodukte, die im Körper gebildet werden. Sie schädigen viele zelluläre Strukturen und treiben damit nicht nur Alterungsprozesse voran, sondern sind auch beteiligt an der Entstehung von Arterienverkalkung, Krebserkrankungen und rheumatischen Erkrankungen.

Bis zu einem gewissen Grad kann der Körper freie Radikale „entgiften“: Antioxidantien sind sozusagen die Gegenspieler der freien Radikale. Sie neutralisieren die Störenfriede und unterbinden die Zerstörungsprozesse in den Zellen. Sie unterstützen die Regeneration und die Neubildung von Körperzellen und bremsen damit den Alterungsprozess. Eine ausgewogene Ernährung mit reichlich Obst und Gemüse sowie Antioxidantien ist die beste Strategie, um die Menge an freien Radikalen einzudämmen.

Ingweröl wird durch seine antioxidativen Stoffe auch als Anti-Aging-Mittel gehandelt.

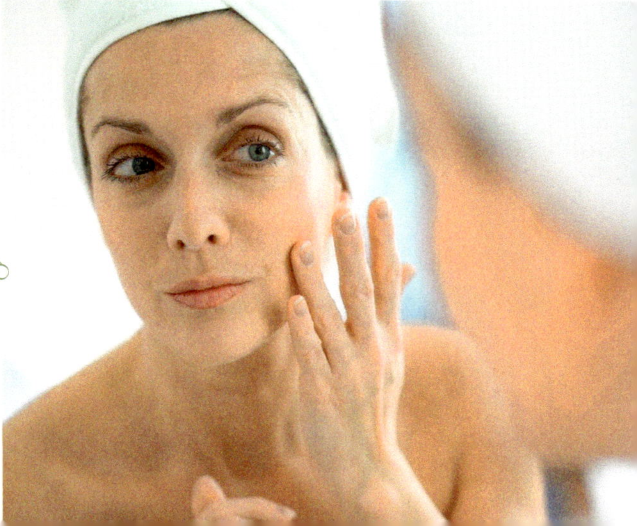

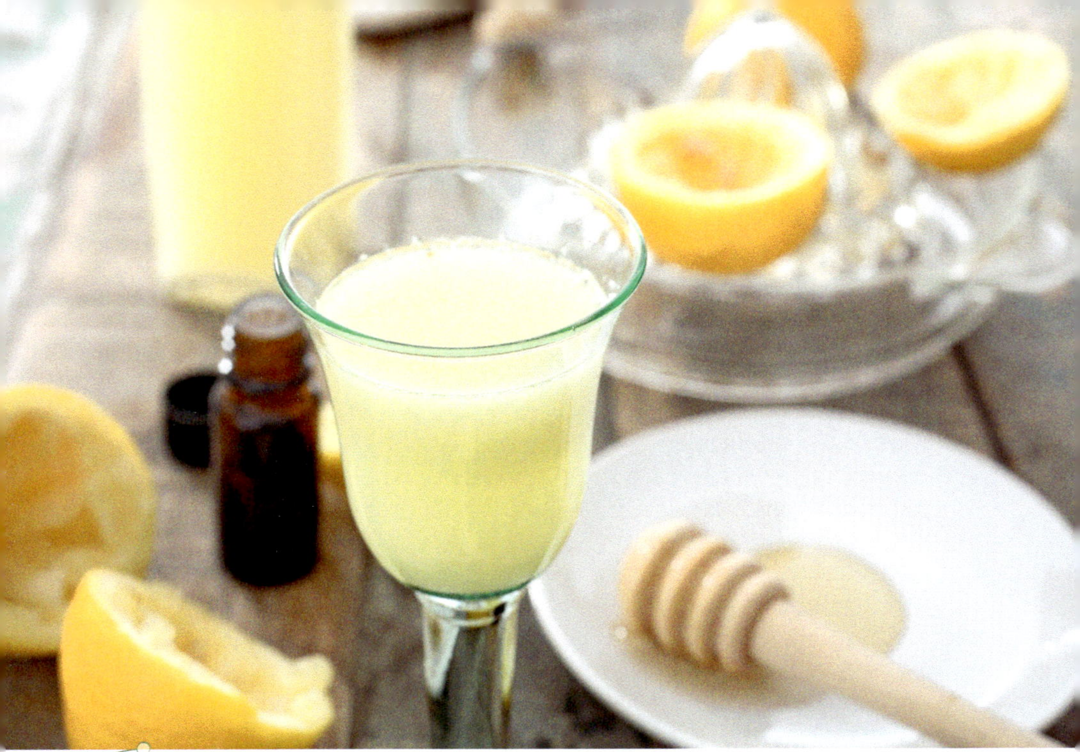

Ein Ingwer-Shot mit Zitrone, Honig und Ingweröl versorgt Ihren Körper mit vielen Antioxidantien und macht genauso schnell wach wie Kaffee.

Ingwer-Shot als Antioxidans

In den USA wird der Shot schon einige Zeit als Trend gehandelt. Nun sind auch die heimischen Supermarkt-Regale damit gefüllt. Der Energie- und Anti-Aging-Drink in den Minifläschchen ist allerdings relativ teuer, weshalb ich hier eine preisgünstige Alternative vorstellen möchte. Der Ingwer-Shot versorgt Ihren Körper nicht nur mit jeder Menge Antioxidantien; in den Morgenstunden getrunken macht er auch genauso schnell wach wie Kaffee.

2–3 Bio-Zitronen
50 g Ingwer
200 ml Wasser
flüssiger Honig (Veganer nehmen Agavendicksaft oder Ahornsirup)
2 Tropfen ätherisches Ingweröl

- Die Zitronen auspressen und den Saft auffangen.
- Den Ingwer schälen und kleinhacken.
- Ingwerstücke, Zitronensaft, Wasser und den Honig im Standmixer fein pürieren. Zum Schluss das Ingweröl hineinträufeln.
- Den nun fertigen Shot in eine Flasche mit Schraubverschluss füllen und im Kühlschrank aufbewahren. Dort hält er sich einige Tage.
- Vor Gebrauch gut schütteln und täglich nicht mehr als ein Schnapsgläschen davon trinken.

BITTE BEACHTEN Ein Shot am Tag ist vollkommen ausreichend. Nehmen Sie ihn am besten morgens zu sich. Wenn Sie einen sensiblen Magen haben, sollten Sie am Morgen vor dem Shot eine Kleinigkeit essen, damit können Sie Sodbrennen vermeiden. Allgemein gilt: Den scharfen Shot langsam und genussvoll trinken.

Antimikrobielle Eigenschaften

Die seit den 1940er Jahren auf dem Arzneimittelmarkt erhältlichen Antibiotika sind bedeutende Medikamente zur Behandlung bakterieller Erkrankungen. Zunächst vermuteten die Forscher, dass sie eine Allzweckwaffe gefunden hätten, um von nun an alle Infektionskrankheiten besiegen zu können. Leider entwickelten viele Bakterien in den letzten Jahrzehnten effektive Abwehrstrategien gegen die Medikamente. Sogenannte Resistenzen – also Fälle, in denen die Medikamente nicht mehr wirken – nehmen stetig zu. Ätherische Öle wie Ingweröle sind eine pflanzliche Alternative zu herkömmlichen Antibiotika bei leichten bis mittelschweren Erkrankungen, die eine antibiotische Behandlung erfordern. Sie bergen nicht die Gefahr von Resistenzen oder gravierenden Schädigungen der Darmflora. Ein weiterer Vorteil ist, dass ihr Wirkspektrum neben den Bakterien auch noch Viren und Pilze miteinschließt, die sich oft auf vorgeschädigten Schleimhäuten ansiedeln.

Einige Forscherteams haben das Ingweröl nun genauer untersucht. Die Ergebnisse deuten alle darauf hin, dass ätherisches Ingweröl vergleichbar oder sogar besser wirksam als andere ätherische Pflanzenöle ist. Vermutlich sind die Bestandteile Camphen, Linalool, Pinen und Borneol die wirksamsten antimikrobiellen Bestandteile. Unter den Bakterien konnte man in den Laboren das Ausbreiten von *Mycobacterium*-Arten eindämmen (die Gattung umfasst etwa 100 Arten, das bekannteste Bakterium ist der Tuberkuloseerreger). Weitere Erreger, die unter der Zugabe von Ingweröl bei den Versuchen gehemmt wurden, sind *Aeromonas hydrophila*, ein „Wasserkeim", der lebensmittelbedingte Infektionen auslöst, daneben noch sporenbildende Bazillen, Listerien, Staphylokokken, Salmonellen, *E. coli*, Pseudomonaden und *Candida*-Hefepilze wie auch *Aspergillus*-Schimmelpilze.

Sie können durch die Zugabe von Ingweröl zu Speisen oder Getränken (bitte immer moderat mit 1–2 Tropfen dosieren!) bei Erkrankungen, die durch oben genannte Erreger verursacht werden, die Wirksamkeit herkömmlicher Medikamente verbessern und Infekten dieser Art vorbeugen.

Übelkeit und Erbrechen

Verschiedene Zubereitungsformen von Ingwer werden seit vielen Jahrhunderten in der Volksmedizin Asiens zur Behandlung von Übelkeit und Erbrechen verwendet. Aus den Aufzeichnungen weiß man, dass bereits die alten Seefahrer den Ingwer als wirksames pflanzliches Mittel gegen Übelkeit und Reisekrankheit nutzten.

Meist geht dem Erbrechen eine Übelkeit voraus, die oft als unangenehmer als das Erbrechen selbst empfunden wird. Psychischer Stress, Medikamente, Giftstoffe, Völlerei, Reisekrankheit oder Schwangerschaft sind die häufigsten Ursachen, die den Reflex des Erbrechens auslösen. Vor allem bei Krebspatienten kann Ingwer die konventionelle Therapie unterstützen. Ungefähr 70 % aller Betroffenen berichten von Übelkeit und Erbrechen durch die Auswirkungen der Chemo- oder Strahlentherapie.

Mittlerweile ist bekannt, dass einige Neurotransmitter und deren Rezeptoren beim Auslösen von Erbrechen und Übelkeit eine Rolle spielen. Einer dieser Neutransmitter ist Serotonin. Mehrere Studien haben nun gezeigt, dass bestimmte Inhaltsstoffe des Ingwers eine ähnliche Wirkung erzielen wie Medikamente aus der Klasse der Serotoninantagonisten, also der Gegenspieler des Serotonins. Durch die Unterbrechung der Befehlsübertrag zum Brechzentrum im Gehirn kann Erbrechen deutlich reduziert werden.

SCHNELLE HILFE: INGWERDUFT

Der angenehm zitrusartige Duft des Ingweröls wirkt ausgleichend und stabilisierend bei einem nervösen Magen. Bei einer Neigung zu Übelkeit kann das Schnuppern des Ingweröls auf einem Taschentuch eine schnelle Linderung verschaffen.

Taschentuch
ätherisches Ingweröl

- Träufeln Sie 1 Tropfen Ingweröl auf ein Taschentuch und fächern Sie den Geruch zur Nase.

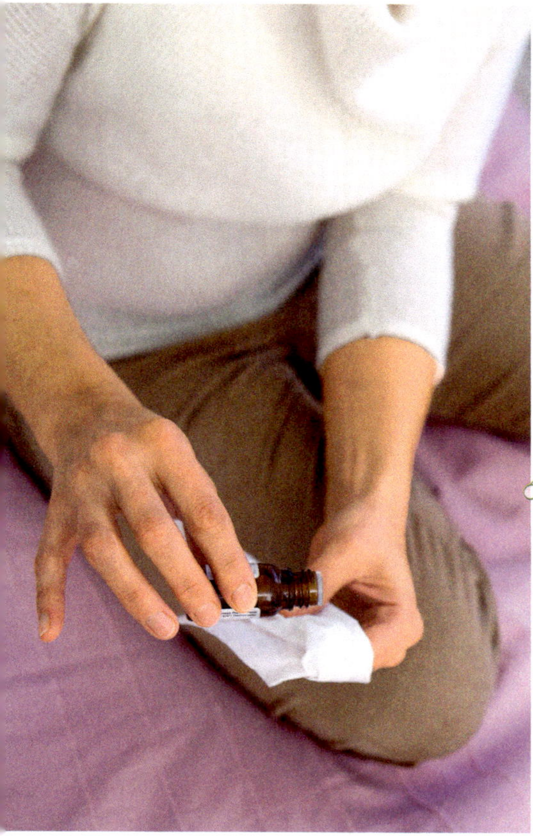

Um die Übelkeit zu lindern, das Ingweröl auf ein Taschentuch träufeln und den aufsteigenden Geruch langsam einatmen.

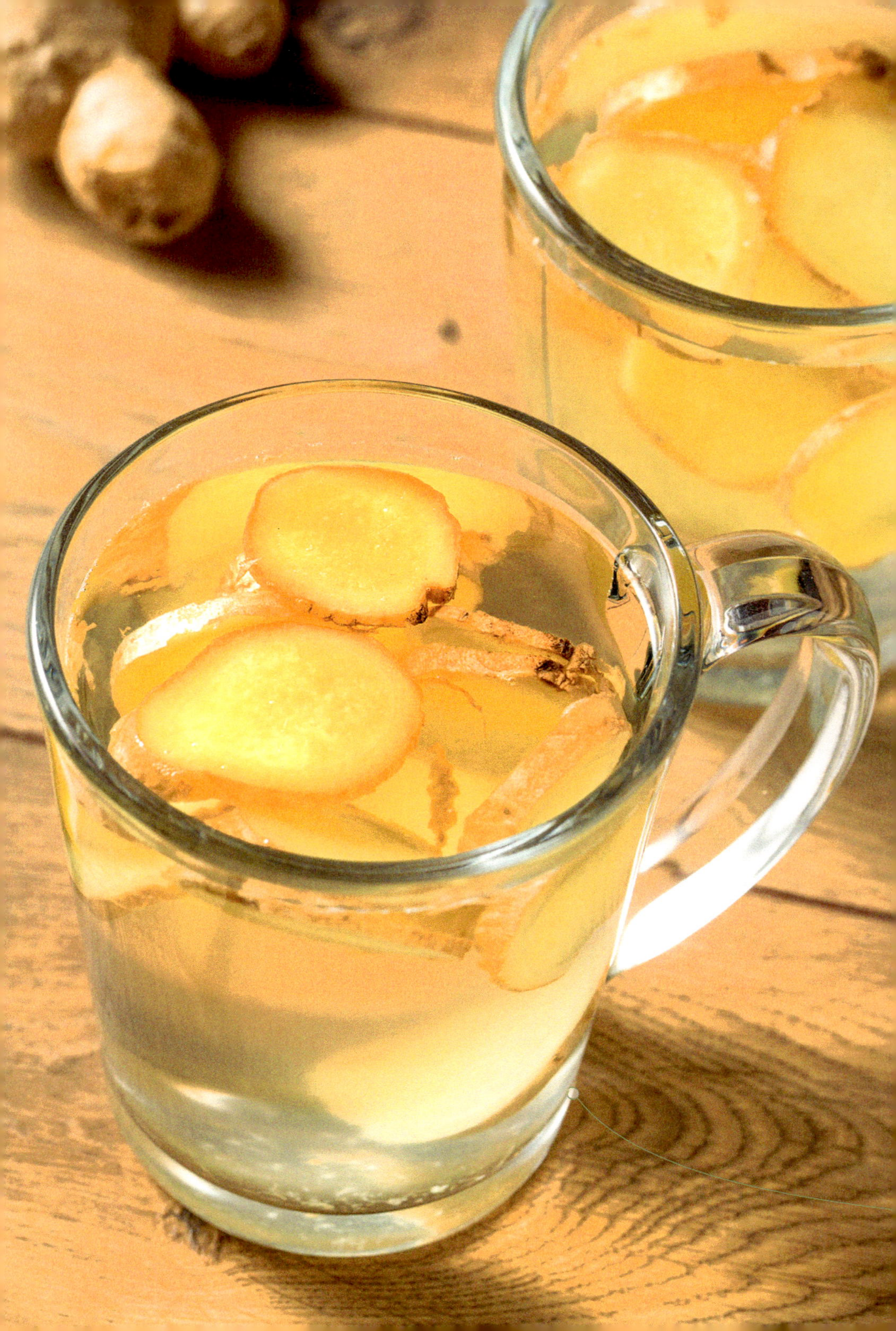

Ingwertee: Brechreizlindernd

Studien belegen, dass die Scharfstoffe Gingerol und Shogaol im Ingwer eine bedeutende Rolle zur Hemmung des Brechreizes haben. Daher ist es hilfreich, 1–2 Tassen Ingwertee aus der Wurzel zu trinken, wenn Ihnen schlecht ist. Die Scharfstoffe sind in der Wurzel in höherer Konzentration enthalten als im ätherischen Ingweröl.

1 Ingwerwurzel (aus Bio-Anbau)
siedendes Wasser

- Eine Ingwerwurzel aus biologischem Anbau muss nicht geschält werden. Verunreinigte oder harte Stellen kann man mit einem Messer abkratzen.
- Ein daumengroßes Stück Ingwer abtrennen und in dünne Scheiben schneiden.
- Den Ingwer in eine große Tasse geben und mit siedendem Wasser übergießen. Je länger man den Ingwer ziehen lässt, umso mehr Scharfstoffe werden gelöst, 5 Minuten sollten es mindestens sein, ehe Sie ihn abseihen.
- Zur Geschmacksverbesserung etwas Zitrone hinzugeben. Den Tee auf Trinktemperatur abkühlen lassen und schluckweise genießen.

Hinweis für Schwangere

Vor allem in der Frühschwangerschaft gehören Übelkeit und Erbrechen zu den häufigen Beschwerden. Mittlerweile gibt es viele Studien, die bestätigen, dass Ingwer auch hier hilfreich ist. Jedoch hat das scharfe Rhizom auch durchblutungsfördernde Eigenschaften. Deshalb dürfen Sie Ingwer während der Schwangerschaft nur in kleinster Dosierung einnehmen. Ein Tee mit Ingwerscheiben ist eine mildere Variante als die Einnahme von ätherischem Öl. Bei einer Neigung zu vorzeitigen Wehen oder Fehlgeburten sollten Sie jedoch auf alle Ingweranwendungen verzichten. Im Zweifel wenden Sie sich bitte an eine Hebamme oder Ihre Frauenärztin.

Ingwertee hilft gegen Übelkeit, da die darin enthaltenen Scharfstoffe Gingerol und Shogaol den Brechreiz hemmen.

Natürlicher Cholesterinsenker

Erhöhte Cholesterinwerte, medizinisch Hypercholesterinämie genannt, gelten noch immer als einer der wichtigsten Risikofaktoren zur Entwicklung von Herz-Kreislauf-Erkrankungen wie Arteriosklerose. Die daraus entstehenden Komplikationen sind beispielsweise hoher Blutdruck, Schlaganfälle oder Herzinfarkte. Unser moderner Lebensstil beinhaltet oftmals eine hohe Dichte an gesättigten Fetten und Cholesterin bei gleichzeitig geringer körperlicher Aktivität. Doch Cholesterin ist nicht gleich Cholesterin. Die Mediziner unterscheiden zwischen „gutem" HDL-Cholesterin und „schlechtem" LDL-Cholesterin. LDL-Cholesterin transportiert Fette von der Leber in verschiedene Organe. Dort wird das Cholesterin gebraucht, um verschiedene Hormone und auch Vitamin-D-Vorstufen umzuwandeln. Bei einem Überschuss verbleibt ein Teil im Blut und kann sich als Ablagerungen, den sogenannten Plaques, an die Gefäßwände anlagern und die Gefäße verengen.

Zu den natürlichen Cholesterinsenkern zählen Omega-3-Fettsäuren, Zitrusfrüchte, Knoblauch, Artischocke und eben auch Ingweröl.

Neben Ingweröl sind vor allem Knoblauch und Zitrusfrüchte wahre Cholesterinsenker.

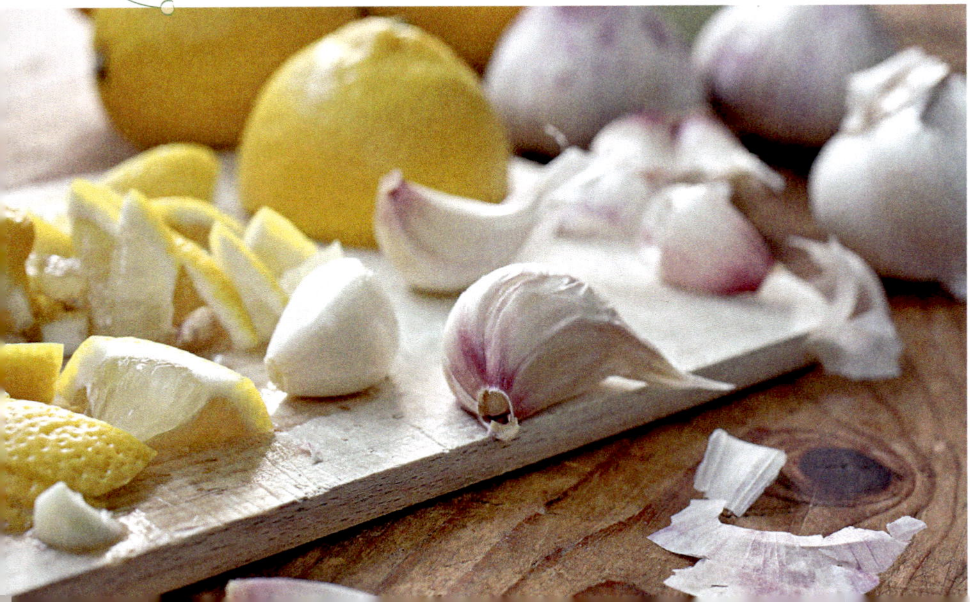

Kur mit Ingwer- und Rosmarinöl

Erste Studien deuten darauf hin, dass eine sechswöchige Einnahme von Ingweröl in Kombination mit Rosmarinöl cholesterinsenkende Effekte hat. Bitte nehmen Sie beide Öle nur in kleinster Dosierung ein. Je 1 Tropfen Ingwer- und Rosmarinöl sind für Erwachsene als Tagesdosis ausreichend.

1 Tropfen ätherisches Ingweröl
1 Tropfen ätherisches Rosmarinöl

- Die ätherischen Öle auf den Handrücken träufeln, ablecken, gut einspeicheln und vorsichtig schlucken.
- Achten Sie während der Kur auf moderate Bewegung und eine Ernährung mit viel Frischkost.

Gewichtsstabilisierung durch bioaktive Stoffe

Die Vorbeugung von Übergewicht mit den dadurch entstehenden Nachteilen für die Gesundheit sind in den westlichen Ländern ein relevantes Thema. Aus zahlreichen Studien weiß man, dass bestimmte funktionelle Lebensmittel wie Grüner Tee, Beeren, Nüsse, Olivenöl und auch Ingwer und Ingweröl sowohl sekundäre Pflanzenstoffe wie auch Vitamine besitzen, die zur Vorbeugung von Übergewicht beitragen, indem sie Stoffwechselprozesse aktivieren.

In vielen Ratgebern mit Diäthinweisen finden Sie Ingwer als Bestandteil des Ernährungskonzepts. Forscher haben sich nun auf die Suche gemacht, welche der Inhaltsstoffe des Ingweröls für die stoffwechselanregende Wirkung verantwortlich sind. Vor allem das im Ingweröl vorkommende Citral wird derzeit als wirksamster Bestandteil diskutiert.

Ingweröl zur Unterstützung beim Abnehmen

Sowohl die Scharfstoffe als auch Bestandteile des ätherischen Öls kurbeln den Stoffwechsel spürbar an. Die Produktion von Magensäure wird durch Ingwer erhöht, Fette können besser verdaut werden, die Körpertemperatur wird leicht erhöht, was die Fettzellen zum Schmelzen bringt und auch das Sättigungsgefühl wird durch Ingwerkonsum schneller erreicht.

1–2 Tropfen ätherisches Ingweröl
lauwarmes Wasser

- Das Ingweröl in ein halbes Glas lauwarmes Wasser träufeln, gut mit einem Löffel verrühren und die Mischung in kleinen Schlucken trinken.
- Zur Unterstützung einer Diät täglich diese Dosis für einen Zeitraum von 8 Wochen einnehmen.

BITTE BEACHTEN Am wirkungsvollsten ist der Drink am Morgen. Sollten Sie jedoch einen empfindlichen Magen haben, dann ist eine Einnahme zwischen den Mahlzeiten verträglicher.

Krebsprävention

Ingwer ist in der Volksmedizin asiatischer Länder ein beliebtes Therapeutikum bei verschiedenen Erkrankungen, einschließlich Krebserkrankungen. Einige Forscherteams haben sich nun auf die Suche gemacht, um das krebsvorbeugende Potenzial von Ingweröl zu untersuchen. Die Studien wurden experimentell in Laboren durchgeführt. Man kam zu dem Ergebnis, dass vor allem Zingiberin – ein Bestandteil des ätherischen Ingweröls – eine hemmende Wirkung auf verschiedene Krebszelllinien hat. In den Versuchsreihen konnte das Ingweröl die Apoptose, also den programmierten Zelltod einiger Krebszelllinien, herbeiführen. Dies betrifft die Zelllinien, die Gebärmutterhalskrebs, bestimmte Arten von Brustkrebs und Leukämie verursachen. Darüber hinaus wurden auch die zur Versorgung von Tumoren benötigten Gefäße im Wachstum behindert.

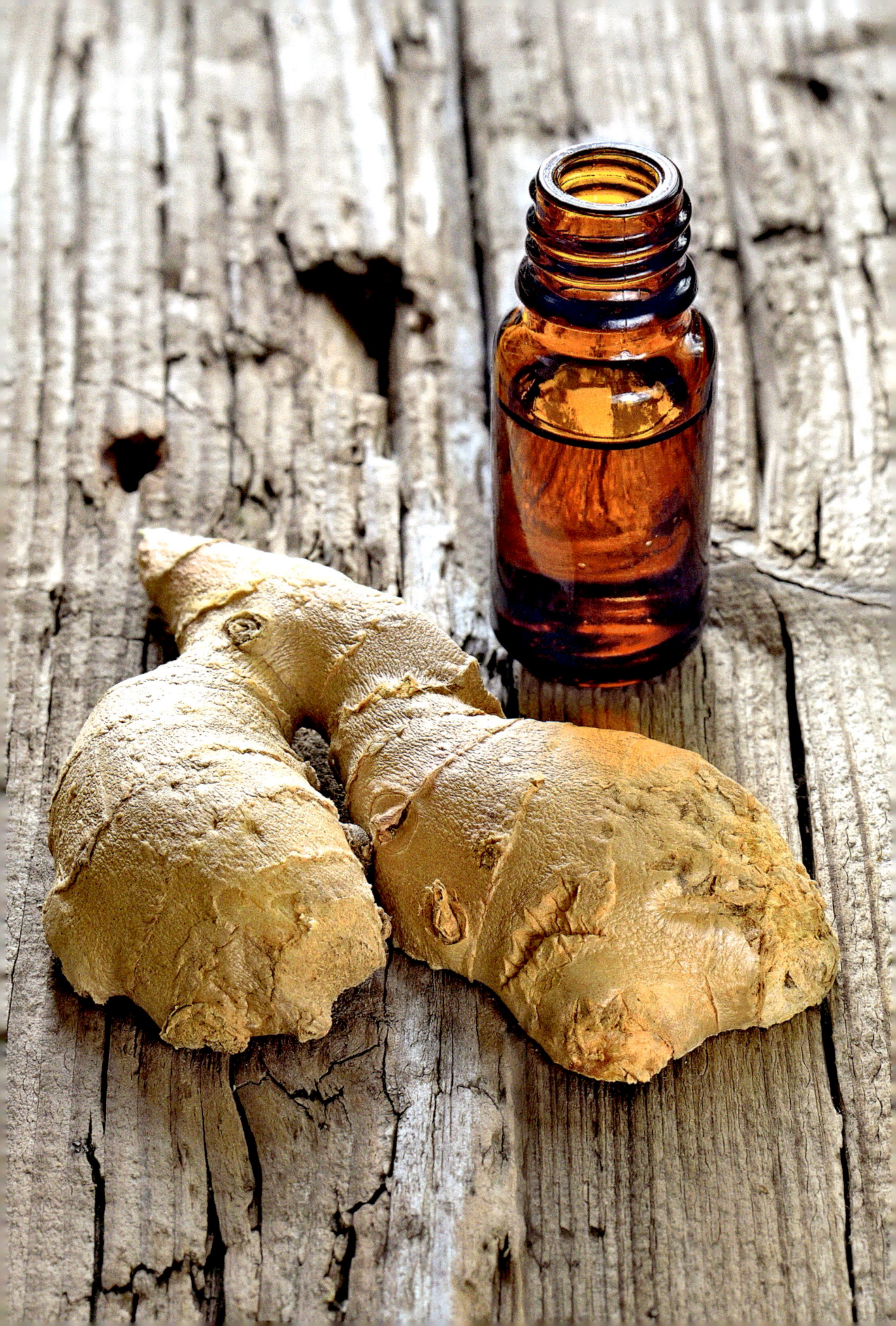

Die Forscher diskutieren nun, ob Zingiberin als Chemotherapeutikum zugelassen werden kann. Jedoch sind dafür noch weitere Studienergebnisse nötig. Ingwer und Ingweröl in moderater Dosierung zur Vorbeugung von Krebserkrankungen mit in den Speiseplan einzubauen, kann jedoch nicht schaden: 1 Tropfen täglich auf den Handrücken auftragen, diesen ablecken und gut einspeicheln.

Antidiabetische Wirkung

Diabetes ist eine Erkrankung, bei der die Bauchspeicheldrüse wenig oder kein Insulin produzieren kann. Insulin wiederum ist ein Hormon, das den Blutzuckerspiegel reguliert, indem es Glukose aus dem Blut in die Zellen schleust. Zudem übernimmt es Aufgaben im Fett- und Eiweißhaushalt, wodurch Energie bereitgestellt wird.

Allein in Deutschland sind mehr als 6 Millionen Menschen von Diabetes betroffen; die nicht diagnostizierten Fälle werden derzeit auf 1,2 Millionen geschätzt. Die langfristigen Folgen von Diabetes sind Erkrankungen des Herz-Kreislauf-Systems (Herzinfarkt, Schlaganfall, periphere arterielle Verschlusskrankheit), Erkrankungen der kleinen Gefäße (Sehstörungen), Nierenerkrankungen, neurologische Schäden (Missempfindungen, fortschreitender Verlust der Tast-, Vibrations- und Temperatursensibilität), eine schlechte Wundheilung und Potenzstörungen.

Rund die Hälfte aller Typ-2-Diabetiker könnte ohne handelsübliche Medikamente auskommen, vorausgesetzt, sie führen fehlende Mineralien und Vitamine zu, passen die Ernährung bedarfsgerecht an, reduzieren gegebenenfalls ihr Gewicht und sorgen für ausreichend Bewegung.

Auch Ingwer kann eine Hilfe bei einer Diabetestherapie sein. Die meisten positiven Studien zur Senkung des Blutzuckerspiegels beziehen sich auf pulverisierten Ingwer. Erste Forschungsergebnisse deuten jedoch darauf hin, dass auch Ingweröl eine blutzuckersenkende Wirkung hat. Die Wissenschaftler vermuten deshalb, dass verschiedene Ingwerextrakte zur Verbesserung der Glukoseaufnahme und damit zur Verbesserung des Krankheitsverlaufes verwendet werden können.

BITTE BEACHTEN Auch hier gilt: Nur kleinste Dosierungen (1–2 Tropfen täglich) anwenden. Es versteht sich von selbst, dass beim komplexen Krankheitsbild Diabetes eine ärztliche Betreuung notwendig ist.

Antientzündliche Eigenschaften

Kleinere Entzündungsprozesse laufen praktisch ständig im Körper ab. Es handelt sich um körpereigene Reaktionen auf schädliche Reize. Dies können Krankheitserreger sein, die von außen eindringen, also Viren, Bakterien, Pilze und Parasiten, oder auch Fremdkörper wie ein kleiner Holzsplitter, der in die Haut eingedrungen ist. Letztendlich reagiert der Körper mit einer Gewebsentzündung und -reizung, auch bei Prellungen, Zerrungen, Blutergüssen, Hitze, Frost oder anhaltender Kälte, oder auch auf Allergene wie Pollen, Tierhaare oder unverträgliche Nahrungsmittel. Auch bei Autoimmunerkrankungen treten Entzündungen auf, die akut oder chronisch verlaufen können. Dabei stuft das Immunsystem das eigene Körpergewebe als schädlich ein und attackiert es mit Antikörpern.

Einige Forscherteams untersuchten die Wirkung von Ingweröl speziell im Hinblick auf neurodegenerative Erkrankungen wie Parkinson, Multiple Sklerose oder Alzheimer. Die Studienergebnisse deuten darauf hin, dass Ingweröl eine immunmodulatorische Wirkung ausübt. Diese Eigenschaft ist auch bei der Behandlung von Autoimmunerkrankungen nützlich. Denn so können Entzündungen eingedämmt werden, ohne das Immunsystem anzufeuern und damit das Autoimmungeschehen zu forcieren. Die Wissenschaftler diskutieren nun, ob ätherisches Öl aus der Ingwerwurzel gezielt zur Vorbeugung und Behandlung von neurodegenerativen Erkrankungen eingesetzt werden kann. Noch sind hier keine abschließenden Ergebnisse bekannt, aber das Ingweröl in moderater Dosierung einzunehmen, kann bei all diesen Erkrankungen nicht schaden.

Inhalation

Für die direkte und damit klassische Dampfinhalation mit heißem Wasser und dem Handtuch über dem Kopf eignet sich Ingweröl wegen der Gefahr einer Reizung der Atemwege eher nicht. Jedoch kann der Ingwerduft auch durch das Einatmen weniger reizender Anwendungen über die Nase seine wohltuende Wirkung entfalten.

Geist und Sinne auf Trab bringen

Wenn es beim Lernen hapert oder Sie in einer Konferenz nicht immer den Rednern folgen können, fehlt es an Konzentration. Die Gedanken sind dann ganz woanders und Flüchtigkeitsfehler können entstehen. Intuitiv wissen Sie vielleicht, dass ein richtiges „Raumklima" ein bedeutender Faktor für die Konzentration ist.

In den letzten Jahren publizierten weltweit einige Wissenschaftler Studien zum Zusammenhang von ätherischen Ölen und Lernbereitschaft. Sie konnten bestätigen, dass die richtigen Düfte nicht nur die Konzentration und Lernbereitschaft, sondern auch die schulischen Leistungen positiv beeinflussen können. Vokabeln, Fachbegriffe, mathematische oder chemische Formeln lassen sich leichter abrufen, wenn das Gehirn einen Duft und die Begriffe miteinander verbinden kann.

Glücklicherweise zählt Ingweröl zu den Ölen, die den Geist in Schwung halten und die Sinne schärfen.

1 Tropfen ätherisches Ingweröl

- Das Ingweröl auf ein Taschentuch träufeln und den aufsteigenden Geruch langsam einatmen. In der Regel genügt es, wenn Sie den Duft einmal pro Stunde einatmen.

Tipp

Vor allem wenn sich noch andere Menschen im Raum befinden, ist die Taschentuchmethode die ideale Anwendungsform, denn Düfte werden sehr individuell und unterschiedlich beurteilt.

BITTE BEACHTEN Überdosierungen sind hier völlig fehl am Platz, denn dabei können sogar Kopfschmerzen entstehen.

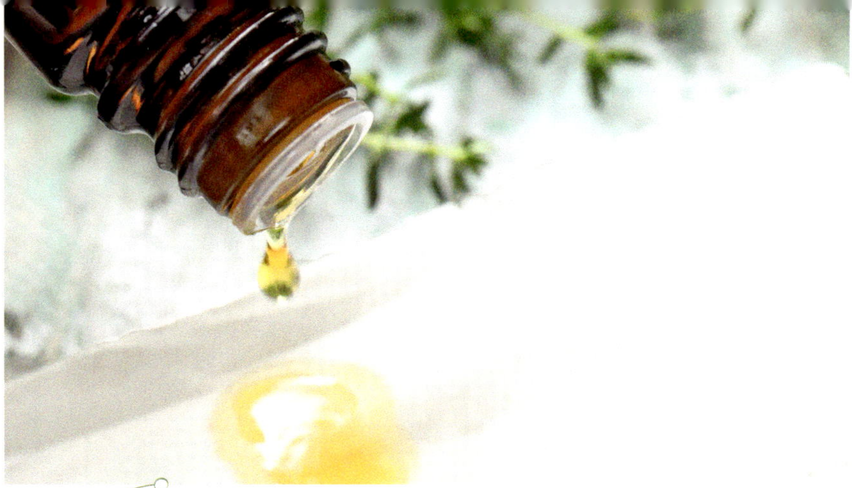

Ihnen fehlt es an Konzentration? Träufeln Sie einen Tropfen Ingweröl auf ein Taschentuch und atmen Sie den aufsteigenden Geruch langsam ein.

SCHNELL WIEDER FIT BEI KREISLAUFSCHWÄCHE

Kennen Sie das? Plötzlich flimmert es vor den Augen, Sie fühlen sich müde und kalt, es wird Ihnen schwindelig oder Sie bekommen Herzklopfen. Diese Symptome können zwar auch andere Ursachen haben, oftmals ist es aber eine Kreislaufschwäche. Vor allem junge, schlanke Frauen wie auch Senioren sind häufiger davon betroffen. Im Extremfall verliert man sogar das Bewusstsein. Auslöser der Beschwerden ist eine Unterversorgung des Gehirns mit Blut.

Wenn Grunderkrankungen (wie z.B. chronisch niedriger Blutdruck oder Erkrankungen, bei denen das Nervensystem gestört ist, wie Diabetes, MS, Parkinson) ausgeschlossen sind, können einfache Maßnahmen helfen, wieder fit zu werden. Viel trinken und auch das Einatmen ätherischer Öle gehören dazu – in früheren Zeiten waren Riechfläschchen bei drohender Ohnmacht allseits bekannt.

1 Fläschen ätherisches Ingweröl

- Als Erste Hilfe ein kleines Fläschchen mit purem ätherischen Ingweröl in die Handtasche packen und bei Bedarf ein paar Nasenzüge von dem Duft einatmen.

Reiseübelkeit behandeln

Die Reiseübelkeit kann Sie bei vielen Gelegenheiten treffen: Wenn eine lange Autofahrt mit einer kurvenreichen Strecke vor Ihnen liegt, Sie auf hoher See oder in der Luft sind. Die Symptome entstehen durch Irritationen des Gleichgewichtssinns und äußern sich in Schwindel, Übelkeit bis hin zum Erbrechen. Frauen trifft es übrigens häufiger als Männer. Mediziner gehen deshalb davon aus, dass der Hormonhaushalt einen Einfluss auf die Beschwerden hat, denn während der Menstruation reagieren Frauen noch empfindlicher als sonst bei Reisen. Manchmal ist die Übelkeit auch mit Angst und Unruhe verbunden.

10 Tropfen ätherisches Ingweröl
10 Tropfen ätherisches Pfefferminzöl
kleines Braunglasfläschchen mit Schraubverschluss
evtl. ein Taschentuch

- Ingweröl und Pfefferminzöl in das saubere Fläschchen füllen, mischen und verschließen.
- Immer wenn Sie auf Reisen sind, können Sie das Riechfläschchen öffnen und den Duft Richtung Nase fächern.
- Oder geben Sie 1–2 Tropfen der Ölmischung auf ein Taschentuch und fächern Sie sich nach Ihrem individuellen Bedürfnis den Duft zu.

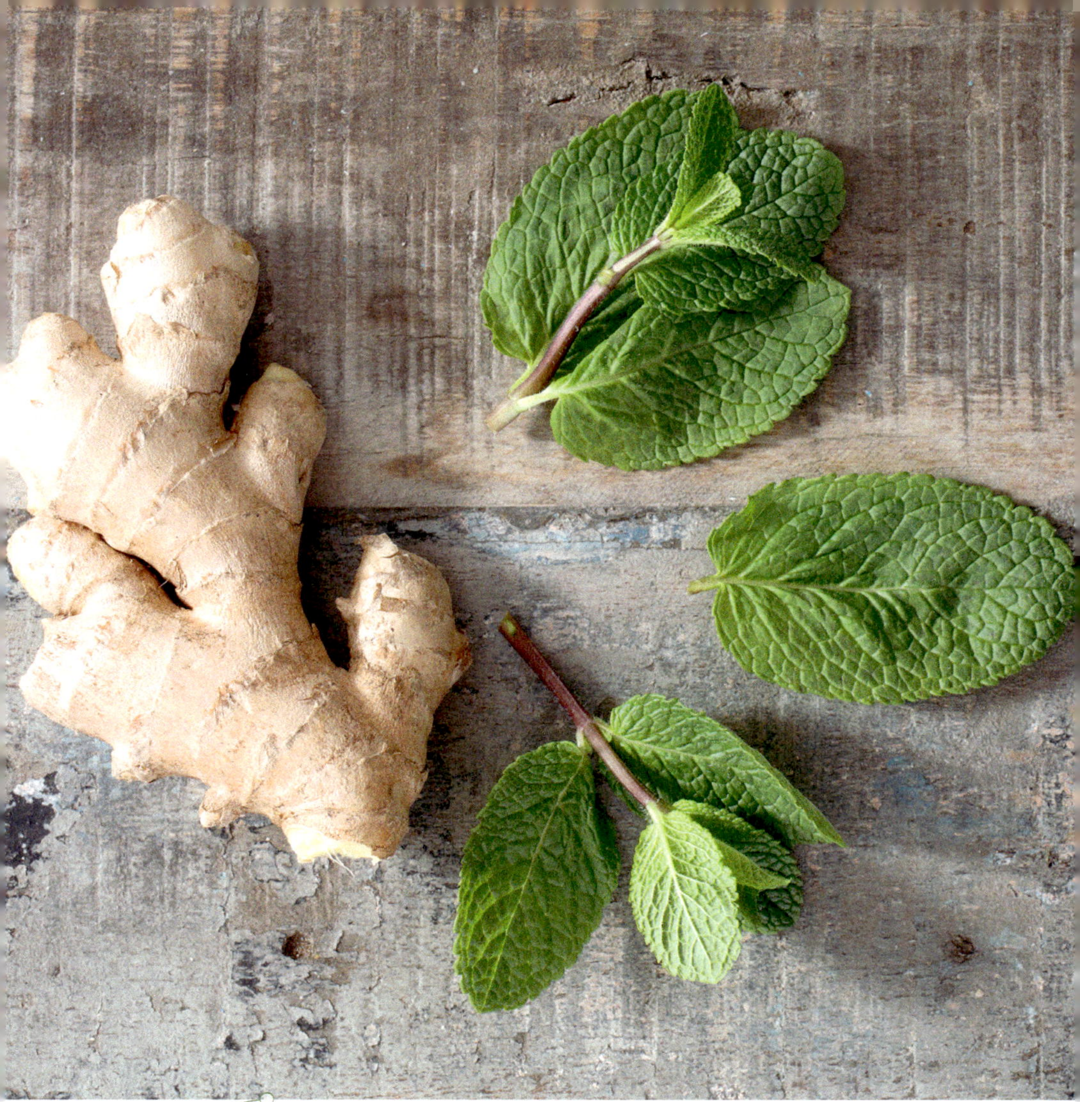

Bei Reiseübelkeit hilft eine Mischung aus Ingwer- und Pfefferminzöl.

ÜBELKEIT UND ERBRECHEN NACH OPERATIONEN

Übelkeit und Erbrechen sind neben Schmerzen die häufigsten Beschwerden nach operativen Eingriffen. Je nach Operation und Allgemeinzustand berichten zwischen 20 und 80 % aller Patienten von Übelkeit. Bei einigen Narkotika und Medikamenten besteht ein erhöhtes Risiko, nachfolgend Übelkeit oder Erbrechen zu bekommen.

Eine Gruppe von Wissenschaftlern aus Korea hat nun die Wirksamkeit von ätherischem Ingweröl gegen Übelkeit und Erbrechen speziell nach Operationen im Bauchraum getestet. Sie kamen zu dem Ergebnis, dass die Versuchsgruppe nach inhalativer Aromatherapie mit ätherischem Ingweröl deutlich weniger Beschwerden zeigte als jene aus der Placebo-Kontrollgruppe.

Von einer ähnlich positiven Wirkung berichtet ein Forscherteam aus dem Iran. Dort wurde eine Gruppe von 120 Patienten untersucht, denen operativ eine Niere entfernt wurde. Nach dem Eingriff hat man ihnen 2 Tropfen Ingweröl im Abstand von 30 Minuten auf den Hemdkragen aufgetragen, damit sie die verdampfte Essenz einatmen konnten.

1–2 Tropfen ätherisches Ingweröl

- Ingweröl auf die Handinnenflächen geben, die Hände aneinander reiben und eine „Maske" vor dem Gesicht formen. Jetzt langsam den Duft inhalieren.

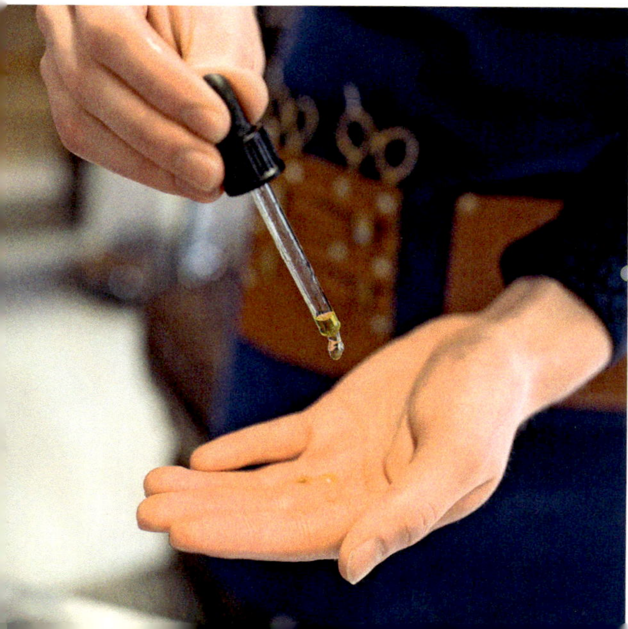

Das Ingweröl kann auch inhaliert werden, indem Sie das Öl auf die Handinnenflächen geben, die Hände aneinander reiben und eine „Maske" vor dem Gesicht formen.

Den Appetit anregen

Kein oder nur noch wenig Appetit? Das kann ein Zeichen von Stress oder psychischer Anspannung sein. Manche vergessen bei Belastung das Essen schlichtweg. Allerdings macht sich Appetitlosigkeit auch als Begleitsymptom verschiedener Medikamente oder Grunderkrankungen bemerkbar. Darunter gibt es solche, die unter die ernsthaften Erkrankungen fallen. Lassen Sie sich deshalb bei anhaltender Appetitlosigkeit unklarer Ursache gründlich untersuchen.

Ingweröl ist eines von vielen Ölen, das den Appetit steigern kann. Ich stelle Ihnen hier eine trockene Inhalation und die Konservierung des Ingwerduftes in einem Metalldöschen vor. Das kleine Döschen können Sie in die Handtasche stecken und überall hin mitnehmen. Die trockene Inhalation aus dem Döschen ist denkbar einfach.

2 Tropfen ätherisches Ingweröl
Wattebausch

- Das Ingweröl auf einen lockeren Wattebausch geben und diesen in einem kleinen Metalldöschen verstauen. So bleibt der Duft lange erhalten.
- Bei Bedarf den Deckel öffnen und den aufsteigenden Duft einatmen.

Tipp

Nach mehrmaligem Öffnen wird der Duft nachlassen. Aber Sie können den Wattebausch auch häufiger beträufeln.

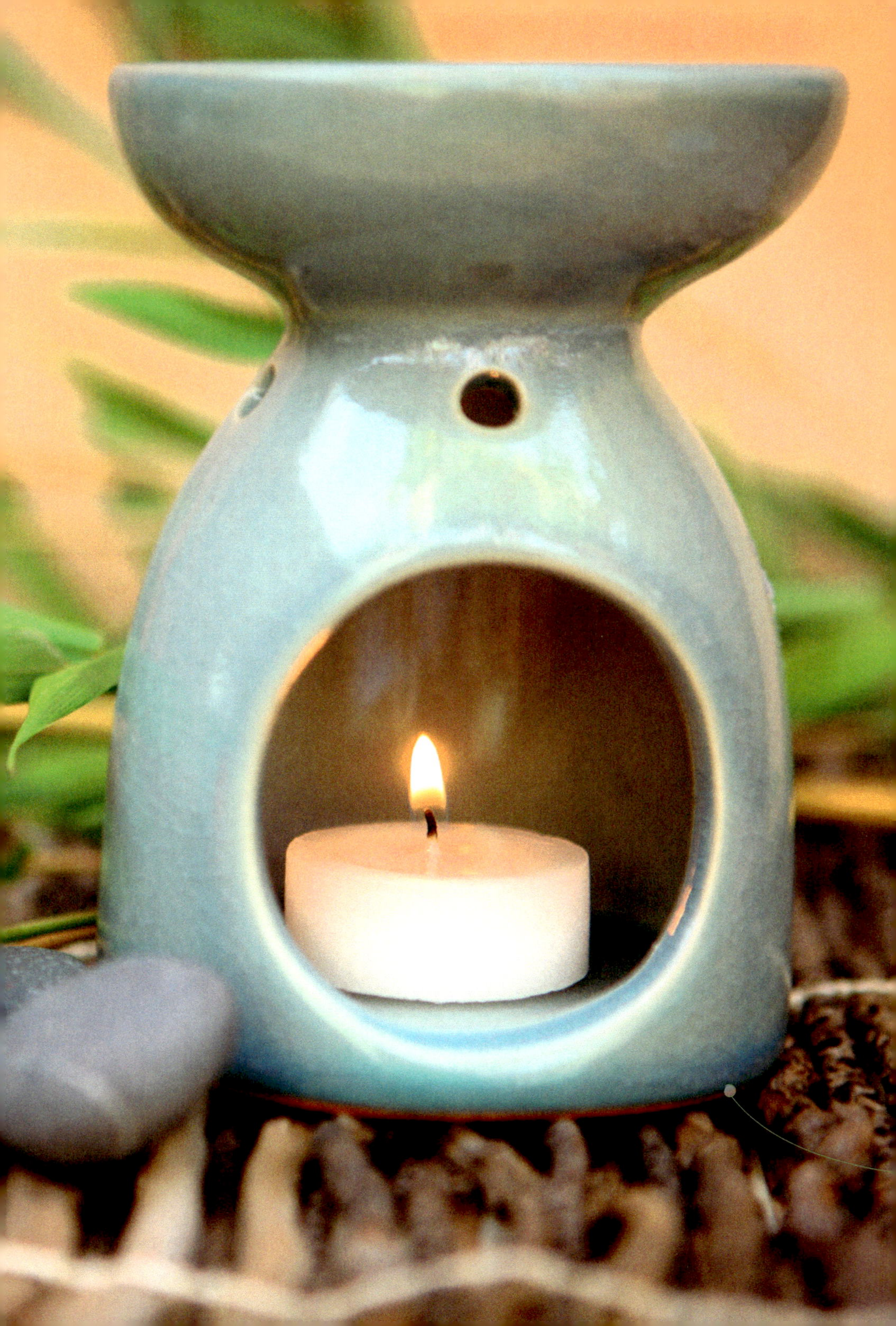

Raumbeduftung

Eines der wichtigsten Anwendungsgebiete der Aromatherapie ist die Raumbeduftung. Sie ist preisgünstig und schafft schnell eine angenehme Wohlfühlatmosphäre. Sie eignet sich zum Neutralisieren von Gerüchen, zur Desinfektion der Raumluft (Reduzierung der Keimzahl in der Luft) oder zur Steigerung der Konzentration.

Über den Geruchssinn hat der in einem Raum liegende Geruch durch die direkte Weiterleitung zum limbischen System im Gehirn einen entscheidenden Einfluss auf die Gemütslage. Weil das limbische System an der Bildung von Erinnerungen beteiligt ist, lässt sich damit auch erklären, warum Gerüche alte und vergessene Erinnerungen ins Bewusstsein rücken oder starke Emotionen auslösen können. Zudem können Atmung, Herzfrequenz und Blutdruck durch ätherische Öle beeinflusst werden.

Wichtig bei Raumbeduftung ist die Dosierung. Sie sollte tatsächlich nur so schwach gewählt werden, dass der Duft gerade noch wahrnehmbar ist. Beim Betreten des Raumes sollte einem also nie eine Duftwolke entgegenkommen. Für kleine Räume mit weniger als 12 m² reichen etwa 5 Tropfen, mittelgroße Räume bis 20 m² können Sie mit 8 Tropfen und große Räume von mehr als 20 m² mit bis zu 15 Tropfen beduften. Falls Sie zu den sensiblen Menschen gehören, richten Sie sich einfach nach Ihrer persönlichen „Duftschwelle“.

Egal ob Sie sich für einen einfachen Duftstein, für eine Duftlampe oder einen Vernebler entscheiden, verwenden Sie bitte ein 100%ig naturreines Ingweröl, da nur dieses Ihrer Gesundheit zuträglich ist.

Eine Duftlampe erhitzt das Wasser samt Öl:
Der Duft wird in die Umgebung abgegeben.

Mit einer Wärmequelle

Der Klassiker unter den Beduftungsgeräten ist die Duftlampe. Das Prinzip ist denkbar einfach. In eine Schale mit Wasser wird das ätherische Öl geträufelt. Als Wärmequelle dient eine Kerze oder ein Teelicht. Die aufsteigende Wärme erhitzt das Wasser und das Öl und der Duft wird in die Umgebung abgegeben. Duftlampen sind in verschiedenen Ausführungen und Materialien im Handel. Beliebt sind Duftlampen aus Keramik, Speckstein, Glas, Ton, Stein, Metall oder auch elektrisch betriebene Modelle. Die Schale sollte ausreichend groß sein, damit das ätherische Öl nicht zu heiß wird. Aus Sicherheitsgründen sollten Sie die Duftquelle immer außerhalb der Reichweite von Kindern und alten, gebrechlichen Menschen aufstellen.

Bei Duftsteinen wird das Öl direkt auf den Stein geträufelt, der es zunächst aufsaugt und dann den Duft über einen längeren Zeitraum wieder abgibt. Duftsteine sind für kleine Räume sehr gut, eignen sich jedoch weniger für große Räume.

Falls Sie sich erstmal an den Duft eines ätherischen Öls herantasten möchten und keine Duftlampe zur Hand haben, können Sie wenige Tropfen Ingweröl in ein kleines Schälchen mit Wasser geben und es im Winter auf die Heizung stellen.

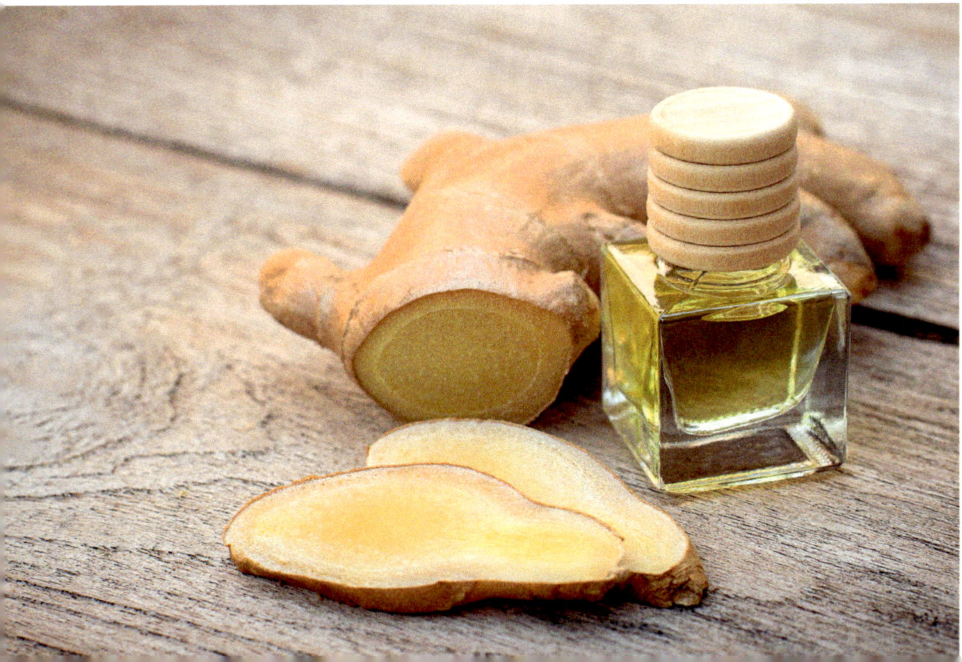

Mit Ventilation

Moderne Raumbeduftungen (Vernebler) werden elektrisch betrieben. Das Öl wird entweder auf ein Pad oder in einen Wasserbehälter geträufelt und ein eingebauter Ventilator wirbelt dann den Duft in die Luft. Weil hier zudem mit Ultraschalltechnik gearbeitet wird, kommt es zu einer besonders sanften Zerstäubung im Raum. Diese Geräte sind sehr beliebt für die eigenen vier Wände, am Arbeitsplatz, im Büro und auch in Krankenzimmern, da hier in der Regel nicht mit offenem Feuer hantiert werden darf. Je nach Vernebler kann das Gerät im Intervall von einer Stunde oder mehr oder im Dauerbetrieb verwendet werden. Vor allem in Bereichen, wo Ansteckungsgefahr herrscht, kann eine Raumdesinfektion mit ätherischem Ingweröl eine effektive Maßnahme sein, um die Keimzahl zu reduzieren.

Altenheime, Krankenhäuser und Pflegestationen sind Brutstätten für Keime, die mehr und mehr resistent werden gegen die üblichen Desinfektionsmaßnahmen. Erste Studien bestätigen, dass verschiedene ätherische Öle das Potenzial haben, Keimbelastungen an Tischen, Handläufen oder Türgriffen um 75–90 % zu senken. Dies kann durch herkömmliche Hygienemaßnahmen in der Regel nicht erreicht werden. Vor allem die Keime *Staphylococcus aureus* und *Escherichia coli* konnten durch die Zugabe von Ingweröl in Reinigungsmaterialien und durch Raumbeduftung deutlich reduziert werden. Diese Erreger zählen zu den häufigsten Auslösern von Blutvergiftung in Krankenhäusern und Pflegeeinrichtungen. Sofern der Geruch von Ingweröl nicht als störend empfunden wird, können Sie mit einem Ingwerölzusatz im Vernebler die Keimbelastung in Schach halten.

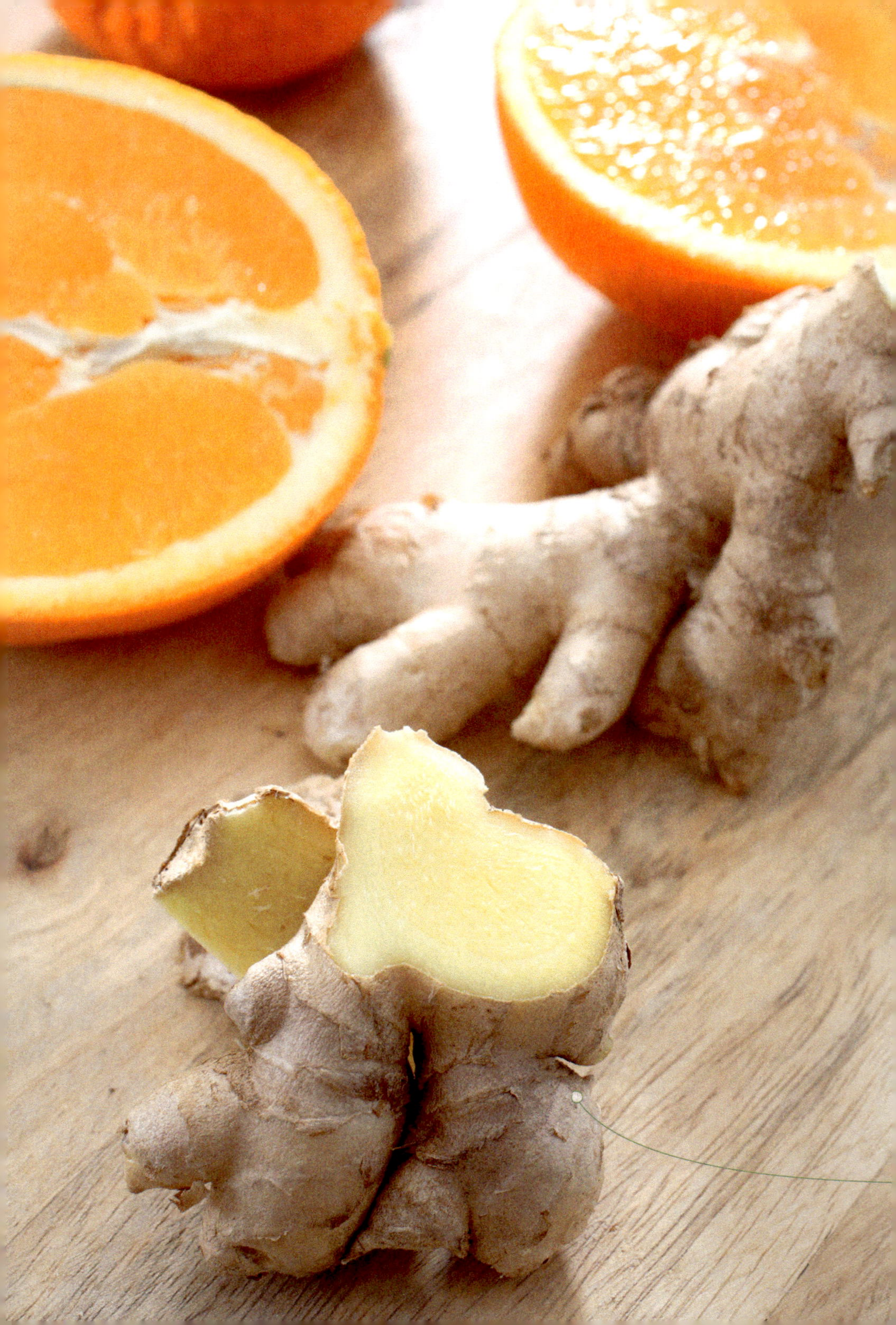

Düfte gegen depressive Verstimmungen

Der Geruch ist nichts anderes als ein chemischer Reiz. Kleine Moleküle stoßen dabei beim Einatmen auf unser Riechorgan. Die Nase ist eigentlich nur das Tor zur Geruchswelt, denn das Riechepithel liegt ganz oben in der Nasenhöhle. Während ein fauliger Geruch mit Verdorbenem und Ekligem verbunden wird und daher abstoßend wirkt, kann ein würzig-fruchtiger Geruch wie der des Ingweröls unsere Stimmung positiv beeinflussen. Seine Duftmoleküle sorgen bei den meisten Menschen für gute Laune.

Vor allem in der dunklen Jahreszeit schleppen sich viele energielos und missgestimmt durch den Tag oder kommen erst gar nicht in die Gänge. Der „Winterblues" ist ein relativ häufig vorkommendes Phänomen und noch keine echte Depression. Daher kann das Einatmen des Ingwerdufts Beschwerden wie Trauer, Angst, Lethargie, Antriebslosigkeit, Müdigkeit, Gereiztheit oder die Melancholie bessern. Je nachdem wie Ihre Beschwerden gelagert sind, können Sie noch weitere Zusätze hinzufügen.

Duftkombinationen für Duftstein, Duftlampe oder Vernebler

- Träufeln Sie zur Stimmungsaufhellung auf einen Duftstein, der in einem kleinen Raum platziert ist, oder in die Duftlampe 3–5 Tropfen Ingweröl.
- Um die Antriebslosigkeit zu verbessern, können Sie 1–2 Tropfen Grapefruitöl hinzufügen.
- Wenn depressive oder melancholische Momente vorherrschen: 1–2 Tropfen Rosengeranie dazugeben.
- Falls Stress und Gereiztheit vorherrschen, können Sie das Ingweröl mit 1–2 Tropfen Orangenöl kombinieren.

Bei Stress und Gereiztheit kann eine Mischung aus Ingwer- und Orangenöl die Stimmung positiv beeinflussen.

Raumspray

Wo sich viele Menschen tummeln, sind Bakterien, Viren oder auch Parasiten in der Luft nicht weit. Vor allem in der kalten Jahreszeit ist die Dichte an Keimen in geschlossenen Räumen besonders hoch. Egal ob zu Hause im Wohn- oder Schlafzimmer, ob im Büro, im Kindergarten, der Schule, im Altenheim, in Kliniken oder im Fitness-Studio: Dort, wo sich viele Menschen aufhalten und die Heizung an ist, werden viele Keime durch die Luft geblasen. Ein Raumspray hilft nicht nur, die unangenehmen Gerüche zu überdecken, sondern reduziert auch die Ansteckungsgefahr mit Keimen.

Selbst gemachtes Raumdesinfektionsspray

Sie können sich mit einfachen Zutaten ein selbst gemachtes Desinfektionsspray auf Basis natürlicher Stoffe zubereiten, das auch noch recht angenehm riecht. Durch das Spray reduziert sich der Keimgehalt in der Luft schon nach 30 Minuten beachtlich. Vorwiegend die Monoterpene haben eine bakterien- und virenabtötende Wirkung. Natürlich eignet sich das Raumspray auch, um nach dem Lüften nochmals für einen angenehmen Duft zu sorgen, falls der Fischgeruch vom Abendessen noch in der Luft hängt oder die Kinder vom Fußballtraining nach Hause gekommen sind.

Pumpzerstäuber mit 100 ml Inhalt
96 ml Wodka mit 40% Alkoholgehalt
25 Tropfen ätherisches Ingweröl

- Den Wodka in den Zerstäuber füllen. Wenn Sie einen kleinen Trichter zur Hand haben, geht das einfacher.
- Dann das Ingweröl hineinträufeln, den Zerstäuber verschließen und erstmal gut schütteln.
- Das Spray vor jedem Sprühen nochmals durchschütteln, da sich trotz des Alkoholgehaltes das ätherische Ingweröl nicht ganz löst und ein Teil obenauf schwimmt.
- Ein paar Sprühstöße (3- bis 5-mal täglich genügen für kleine Räume) in die Luft sprühen.

Ein Spray aus Alkohol und Ingweröl erfrischt nicht nur den Raumduft, sondern eignet sich auch zum Reinigen von Türklinken bzw. Fliesen oder zur milden Handdesinfektion.

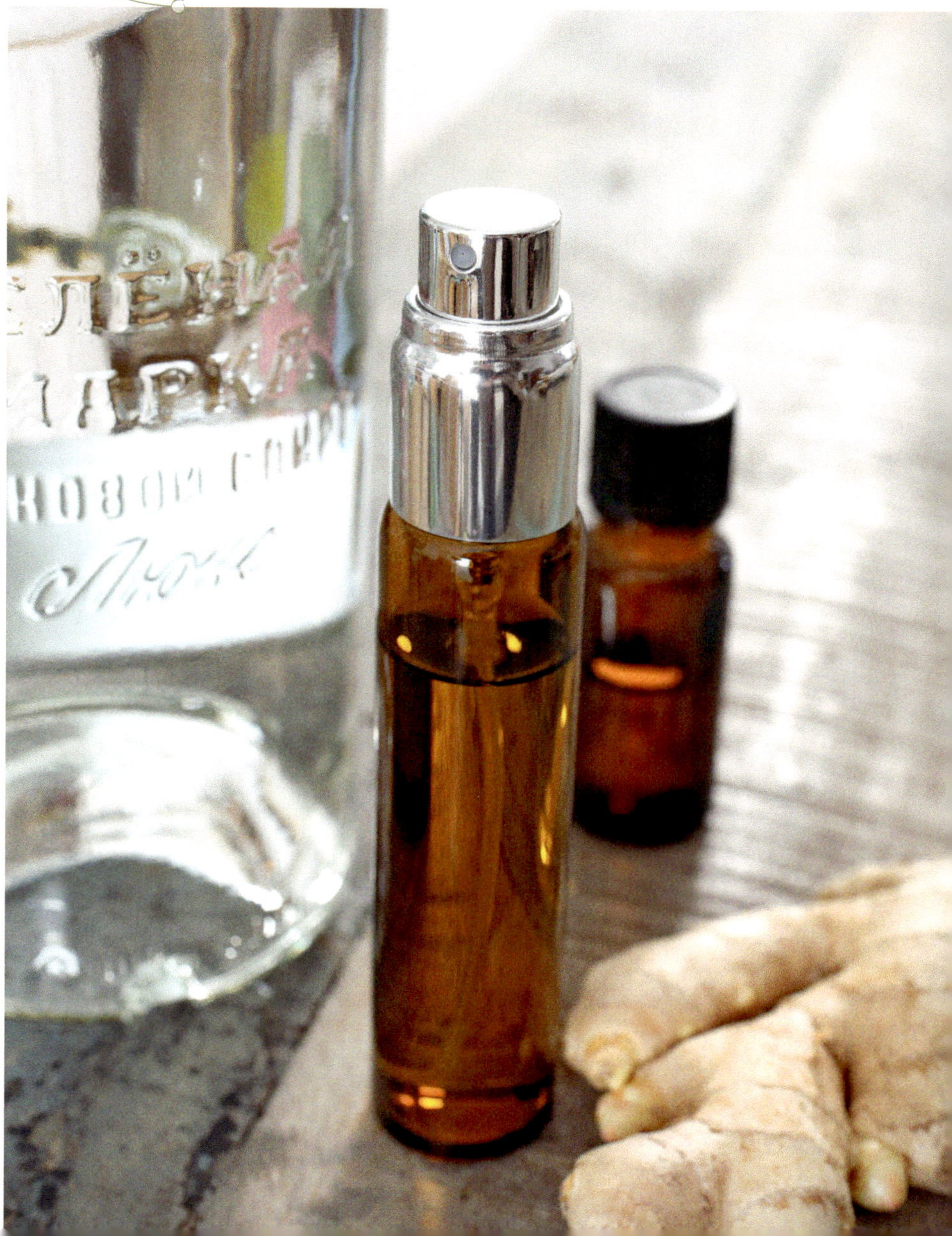

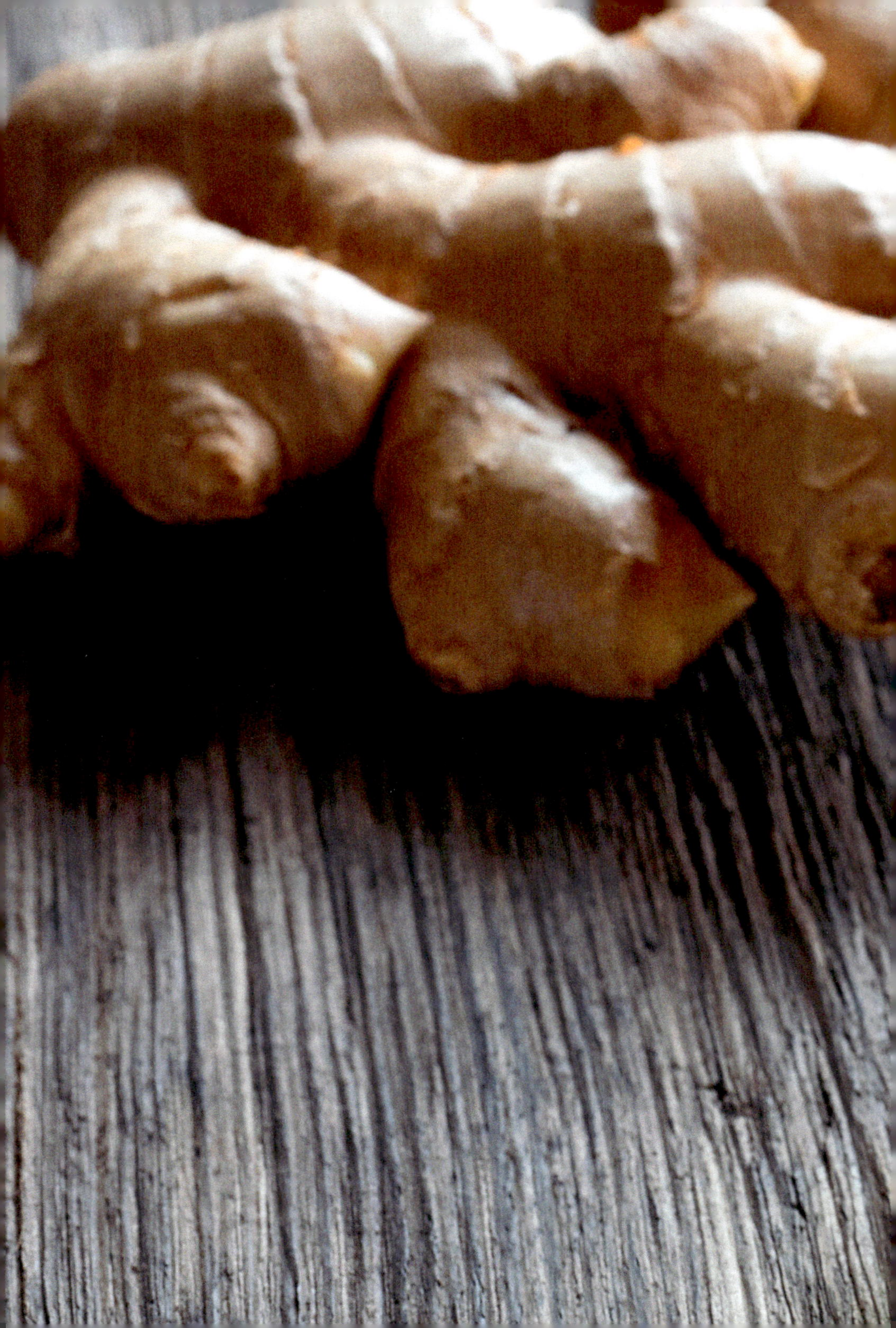

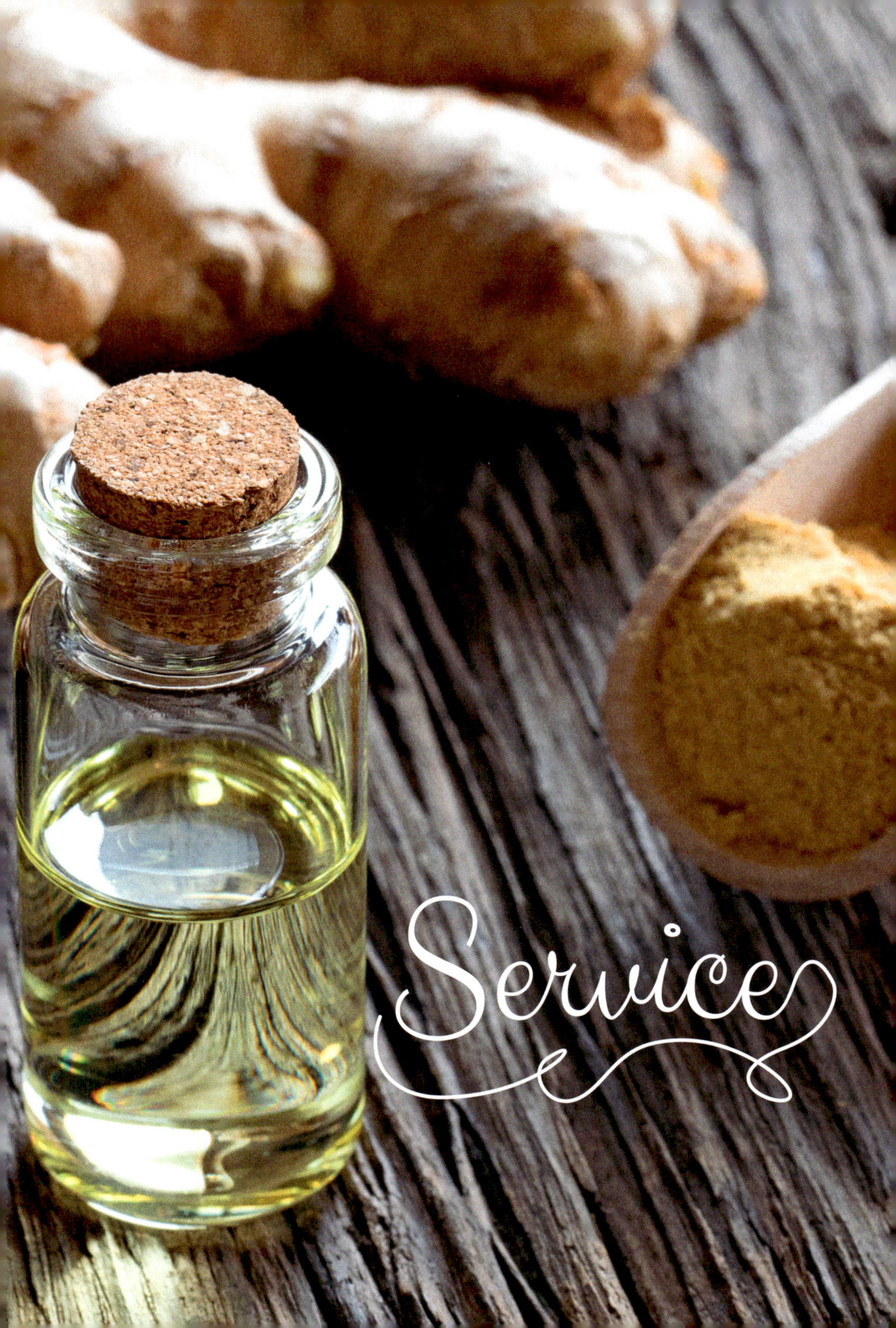
Service

Schnell nachgeschlagen

Literaturverzeichnis

Adib-Hajbaghery, M. et al.: Investigating the effects of inhaling ginger essence on post-nephrectomy nausea and vomiting. Complement Ther Med. 2015 Dec; 23(6): 827–31.

Akinyemi, A. et al.: Effect of Essential Oils from Ginger (Zingiber officinale) and Turmeric (Curcuma longa) Rhizomes on Some Inflammatory Biomarkers in Cadmium Induced Neurotoxicity in Rats. J Toxicol. 2018; 2018: 4109491.

Eissa, F.A. et al.: Possible Hypocholesterolemic Effect of Ginger and Rosemary Oils in Rats. Afr J Tradit Complement Altern Med. 2017; 14(4): 188–200.

Funk, J. L. et al.: Anti-Inflammatory Effects of the Essential Oils of Ginger (Zingiber officinale Roscoe) in Experimental Rheumatoid Arthritis. PharmaNutrition. 2016 Jul; 4(3): 123–131.

Heimes, K.: Impact of the 5-HT3 receptor channel system for insulin secretion and interaction of ginger extracts. Eur J Pharmacol. 2009 Dec 10; 624(1–3): 58–65.

Konstantinidi, M.: Functional Foods and Bioactive Compounds: A Review of Its Possible Role on Weight Management and Obesity's Metabolic Consequences. Medicines (Basel). 2019 Sep 9; 6(3).

Lai, Y.S. et al.: Ginger Essential Oil Ameliorates Hepatic Injury and Lipid Accumulation in High Fat Diet-Induced Nonalcoholic Fatty Liver Disease. J Agric Food Chem. 2016 Mar 16; 64(10): 2062–71.

Lee, Y.: Cytotoxicity Evaluation of Essential Oil and its Component from Zingiber officinale Roscoe. Toxicol. Res. 2016 Jul; 32(3): 225–230.

Lee, Y.R. et al.: Effectiveness of Ginger Essential Oil on Postoperative Nausea and Vomiting in Abdominal Surgery Patients. J Altern Complement Med. 2017 Mar; 23(3): 196–200.

Sharifi-Rad, M. et al.: Plants of the Genus Zingiber as a Source of Bioactive Phytochemicals: From Tradition to Pharmacy. Molecules. 2017 Dec; 22(12): 2145.

Sasidharan, I. et al: Comparative chemical composition and antimicrobial activity fresh & dry ginger oils (Zingiber officinale Roscoe). Inter J of Curent Pharmaceutical Research, Vol 2, Issue 4, 2010.

Shing, G. et al.: Chemistry, antioxidant and antimicrobial investigations on essential oil and oleoresins of Zingiber officinale. Food and Chemical Toxicology, Volume 46, Issue 10, October 2008, Pages 3295–3302.

Shirooye, P. et al.: Volatile constituents of ginger oil prepared according to iranian traditional medicine and conventional method: a comparative study. Afr J Tradit Complement Altern Med. 2016; 13(6): 68–73.

Tabernaemontanus Jacobus Theodorus: Neu vollkommen Kreuterbuch, Reprint der Ausgabe 1731, Konrad Kölbl, München, 1970.

Vahideh Ebrahimzadeh Attari et al.: A systematic review of the anti-obesity and weight lowering effect of ginger (Zingiber officinale Roscoe) and its mechanisms of action: Phytotherapy research, first published: 29 November 2017.

Zum Weiterlesen

Fingado, M.: Therapeutische Wickel und Kompressen. Handbuch aus der Ita Wegmann Klinik. Verlag am Goetheaneum, Dornach (Schweiz) 2012.

Nedoma, G.: Grüne Kosmetik. Bio-Pflege aus Küche und Garten. freya-Verlag, Engerwitzdorf/Mittertreffling 2013.

Opitz-Kreher, K.: Dufte durch den Tag. Meine Top 10 der ätherischen Öle für Gesundheit und Wellness im Alltag. Schirner Verlag, Darmstadt, Stuttgart 2017.

Schatsteen, Maria L. Duft-Medizin: Ätherische Öle und ihre therapeutische Anwendung. Crotona-Verlag, Amerang 2016.

Wabner, D.: Taschenlexikon der Aromatherapie. Verlag Systemische Medizin, Bad Kötzting 2013.

Werner, M., von Braunschweig, R.: Aromatherapie. Karl F. Haug Verlag, Stuttgart 2014.

Zimmermann, E.: Aromatherapie für Pflege- und Heilberufe. Kursbuch für Ausbildung und Praxis. Haug Verlag, Stuttgart 2018.

Nützliche Adressen

Primavera life GmbH
Naturparadies 1
87466 Oy-Mittelberg
Telefon: 08366-8988-0
E-Mail: info@primaveralife.com

Naturwaren Vegaroma
Naturwarenfachgeschäft, Herstellung und Vertrieb
Ingeborg Wäschenbach
Lange Straße 35
21255 Kakenstorf
Telefon: 04186-89 28 98
Internet: www.vegaroma.de

Young Living Europe B.V.
Peizerweg 97
9727 AJ Groningen
Niederlande
E-Mail: customercare@youngliving.com

Maienfelser Naturkosmetik Manufaktur
Brettacher Str. 5
71543 Maienfels
Telefon: 07945-2582
E-Mail: info@maienfelser-naturkosmetik.de

Natur Duft Manufaktur
Dahlbrede 3
32758 Detmold
Telefon: 05231-45 989 0
Internet: www.taoasis.com

Neumond – Düfte der Natur GmbH
Gewerbegebiet 2
82399 Raisting
Telefon: 08807-940 800
E-Mail: info@neumond.de

BILDNACHWEISE

Alle Innenteilfotos stammen von Heike Schmidt-Röger mit Ausnahme von:

Andrey Popov/Shutterstock, S. 40
Antonina Vlasova/Shutterstock, S. 80
Brent Hofacker/Shutterstock, S. 98
Daxiao Productions/Shutterstock, S. 87
Fortyforks/Shutterstock, S. 103
Goodluz/Shutterstock, S. 93
Hath, Jessica, S. 54, 57
Hidesy/Shutterstock, S. 112
Kotkoa/Shutterstock, S. 14
Liga Cerina/Shutterstock, S. 79
Mama Mia/Shutterstock, S. 85
Mauritius Images, S. 13, 20/21, 30, 35, 38, 43, 50, 59, 63, 97, 110, 120/121
NIKCOA/Shutterstock, S. 114
Nikolay Litov/Shutterstock, S. 9
Ritter, Claudia/ Winkler, Anja, S. 127
Tatevosian Yana/Shutterstock, S. 6/7
Tukaram.Karve/Shutterstock, S. 10

Titelfoto: Anatoliy Sizov/iStock.com

Über die Autorin

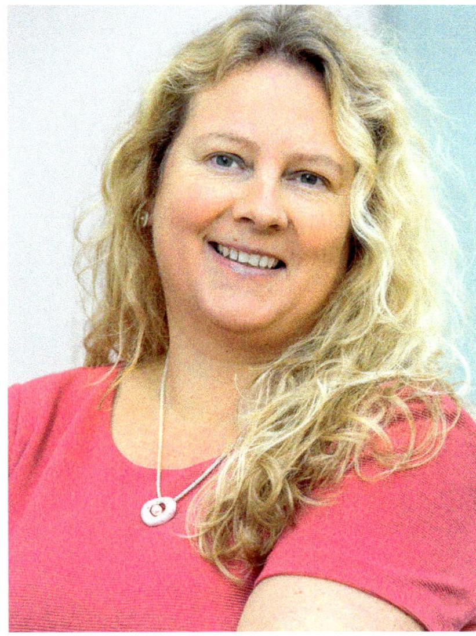

Claudia Ritter, geboren 1968 in der nördlichen Oberpfalz, ist Heilpraktikerin, Autorin, Dozentin für naturheilkundliche Themen und Sachverständige der Kommission E, einem Expertenteam, das für die Therapierichtung Phytotherapie beratend für das Bundesministerium für Gesundheit tätig ist. Mit der Geburt ihres ersten Kindes kam sie zu einem neuen Bewusstsein hin zur Naturheilkunde.

Was zunächst als Hobby begann, wurde schnell Beruf und Berufung. In den letzten acht Jahren entstanden mehrere naturheilkundliche Bücher mit dem Schwerpunkt Pflanzenheilkunde und ganzheitliche Ernährung; zwei dieser Bücher wurden bereits in mehrere Sprachen übersetzt.

Schwerpunkte ihrer Praxis sind Autoimmunerkrankungen, Hormonstörungen sowie multifaktorielle Krankheitsbilder, die einen umfassenden Blickwinkel erfordern. Bei den zahlreichen Therapieoptionen steht die Gesamtheit von Körper, Geist und Seele im Mittelpunkt der Behandlung und fast immer sind auch Anwendungen aus dem Pflanzenreich beteiligt.

Weitere Informationen unter: www.heilpraktikerin-ritter-claudia.de

HINWEIS
Anmerkung zur Schreibweise (Gendering) der weiblichen, männlichen und unbestimmten Form: Ausschließlich aufgrund der deutlich besseren Lesbarkeit wird in diesem Werk auf die jeweilige Mehrfachnennung oder Anpassung der Schreibweise bestimmter Bezeichnungen verzichtet. So stehen die Namen der Vertreter verschiedener Fachbereiche (wie Arzt oder Therapeut etc.) selbstverständlich für alle, die diese Tätigkeit ausüben oder vertreten.

Impressum

Die in diesem Buch enthaltenen Empfehlungen und Angaben sind von der Autorin mit größter Sorgfalt zusammengestellt und geprüft worden. Eine Garantie für die Richtigkeit der Angaben kann aber nicht gegeben werden. Autorin und Verlag übernehmen keine Haftung für Schäden und Unfälle. Bitte setzen Sie bei der Anwendung der in diesem Buch enthaltenen Empfehlungen Ihr persönliches Urteilsvermögen ein.
Der Verlag Eugen Ulmer ist nicht verantwortlich für die Inhalte der im Buch genannten Websites.

Bibliografische Information der Deutschen Nationalbibliothek
Die Deutsche Nationalbibliothek verzeichnet diese Publikation in der Deutschen Nationalbibliografie; detaillierte bibliografische Daten sind im Internet über http://dnb.d-nb.de abrufbar.

Wollgrasweg 41, 70599 Stuttgart (Hohenheim)
E-Mail: info@ulmer.de

Internet: www.ulmer.de
Lektorat: Sabine Drobik, Ina Vetter, Jennifer Zajonz
Herstellung: Birgit Heyny
Umschlaggestaltung: Antje Warnecke, nordendesign.de
Satz: red.sign, Stuttgart, Susanne Junker
Reproduktion: timeRay Visualisierungen, Jettingen
Druck und Bindung: Firmengruppe APPL, aprinta druck, Wemding
Printed in Germany

ISBN 978-3-8186-1137-8